临床实用
超声 掌中宝

主 编：梁伟翔 陈智毅

副主编：谢亦农 江 岚 蔡泳仪

参编人员（以姓氏笔画排序）：

王樱姿 冯梓燕 刘 韬 杨慧慧

邹慧敏 林 雁 周 苗 唐 云

曹定娅 龚亚飞 潘 裕 戴 丽

SPM 南方出版传媒

广东科技出版社 | 全国优秀出版社

·广州·

图书在版编目（CIP）数据

临床实用超声掌中宝/梁伟翔，陈智毅主编. 一广州：广东科技出版社，2019.5（2025.9 重印）

ISBN 978-7-5359-7098-5

Ⅰ. ①临…　Ⅱ. ①梁…②陈…　Ⅲ. ①超声波诊断
Ⅳ. ①R445.1

中国版本图书馆CIP数据核字（2019）第062813号

临床实用超声掌中宝

LINCHUANG SHIYONG CHAOSHENG ZHANGZHONGBAO

出 版 人：朱文清
责任编辑：马霄行　曾永琳
封面设计：友间文化
责任校对：梁小帆
责任印制：彭海波
出版发行：广东科技出版社
　　　　　（广州市环市东路水荫路11号　邮政编码：510075）
https://www.gdstp.com.cn
E-mail：gdkjbw@nfcb.com.cn
经　　销：广东新华发行集团股份有限公司
排　　版：广州市友间文化传播有限公司
印　　刷：广州市东盛彩印有限公司
　　　　　（广州市增城区新塘镇上邵村第四社企岗厂房A1 邮政编码：510700）
规　　格：850mm×1 168mm　1/64　印张5.125　字数105千
版　　次：2019年5月第1版
　　　　　2025年9月第3次印刷
定　　价：29.00元

如发现因印装质量问题影响阅读，请与承印厂联系调换。

序　言

　　超声医学作为现代四大医学影像技术之一，进入20世纪80年代后获得了迅猛发展。现代科学技术与超声影像技术相结合，使超声成像技术日益完善。作为一种对人体无创的诊断技术，超声医学已深入临床诊断的各个领域，成为各临床学科不可或缺的重要辅助检查手段。随着介入性超声在临床各学科的广泛应用，超声医学已成为诊治兼备的学科。在此背景下，编者根据多年临床工作所积累的知识，参考国内外相关专业文献资料，结合临床和教学经验编成此书。

　　本书分为超声总论，新生儿颅脑超声检查，超声心动图检查，常见颈部、四肢血管疾病的超声检查，消化系统超声检查，泌尿系统超声检查，妇产科超声检查，男性生殖系统超声检查，浅表器官超声检查，其他部位的超声检查等章节，同时根据超声成像技术近年来的新发展，介绍了介入性超声及超声造影成像技术的内容。本书从临床实际工作出发，以常见病、多发病为主，对其解剖基础、病因及临床表现、超声影像表现及鉴别诊断进行阐述，并配以相对应的典型超声图片，力求用简洁、准确的语言描述，以便读者理解。本书不仅可供各级医疗单位超声诊断医生阅读参考，同时也适合临床各科医生及医学生使用。

金秋时节是收获满满的季节，在本书即将出版之际，衷心感谢全体编者为本书所做出的贡献，感谢出版社对本书的支持。最后，我们衷心希望此书能进一步开阔各位读者的视野，为各位读者的临床工作带来方便，并恳请各位读者批评、指正。

编者

2018 年 10 月于广州

目 录

第一章　总　论

一、超声波的概念

通常把频率高于可听声频率范围（20 000 Hz）的机械波称为超声波（ultrasonic wave），简称超声（ultrasound）。超声波的本质为高频变化的压力波。

二、超声诊断仪

超声诊断仪的基本组成包括超声探头、主机和显示系统三大部分。

（一）超声探头的种类与临床应用

1. 经体表检查的常用探头

（1）电子凸阵探头——主要用于腹部、妇产科检查。

（2）电子线阵探头——主要用于外周血管、甲状腺等浅表器官检查。

（3）电子扇形探头——主要用于心脏检查。

2. 经腔内检查的常用探头

（1）经食管探头——主要用于心脏检查。

（2）经直肠探头——主要用于泌尿系统检查。

（3）经阴道探头——主要用于妇产科检查。

（4）经血管内探头——主要用于血管内检查。

3. 其他探头

（1）穿刺探头或穿刺附加器。

（2）术中探头。

（3）超声内镜探头。

（二）主机部分

超声主机负责控制电脉冲激励换能器发射超声，同时接收超声探头获取的回波信号进行放大，检测处理然后送去显示系统。

（三）显示系统

由主机获取的图像信号最后采用标准电视光栅方式由显示器显示。

（四）超声诊断仪类型

超声诊断仪类型主要有 A 型、B 型、M 型、D型、CDFI型。

三、超声生物学效应

超声的机械振动引发超声的生物学效应是超声诊断和治疗的基础。

（一）机械生物效应与空化现象

机械生物效应是因一定能量的超声束作用于生物组织导致其膨胀或收缩而形成的。

空化现象是指具有强能量的超声束作用于液体会使之汽化而形成一种类似雾状的气泡。

（二）热生物效应

热生物效应是指一定能量的超声束导致组织局部温度上升的现象。

四、超声伪像

伪像是由超声本身的物理特性等多种因素造成的非人体本身的真实图像。

（一）混响伪像

该伪像产生的条件：超声束垂直照射到平整的界面如胸壁、腹壁上，超声波在探头和界面之间往返反射，引起多次反射（multiple reflection），直至反射超声能量完全衰减。混响的形态表现为在平滑大界面后方等距离排列的多条回声，强度依深度递减。多见于空腹胆囊、充盈的膀胱、肝、肾等的表浅部位，表现为假回声，较强的混响可见于含气的肺和肠腔，伴有后方声影（图1-1-1）。

（二）多次内部混响

多次内部混响又称彗星尾征，是超声束在器官组织的异物内来回反射产生的，可见于子宫节育器、人工瓣膜等异物及胆固醇结晶等（图1-1-2）。

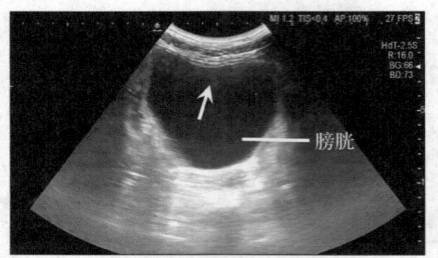

膀胱前壁后方等距离排列的多条回声

图1-1-1 混响伪像

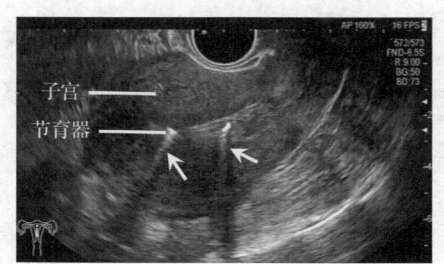

子宫节育器后方彗星尾征

图1-1-2 多次内部混响

（三）切面（断层）厚度伪像

切面（断层）厚度伪像又称部分容积效应伪像，因超声束形状较宽且大于病灶宽度，即超声扫描层较厚引起，如颈总动脉、肝外胆管及肝肾小囊肿等内部可出现较多点状回声（来自小囊肿旁的部分器官实质组织）（图1-1-3）。

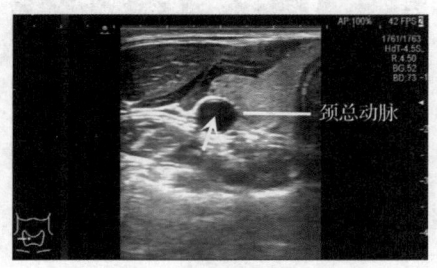

右侧颈总动脉管腔内较多点状回声

图1-1-3　切面（断层）厚度伪像

（四）旁瓣伪像

旁瓣伪像由超声束主瓣以外的旁瓣反射造成，表现为胆囊、膀胱等囊性结构后壁常有模糊低回声，或者在结石、肠气、金属异物等强回声两侧呈现披纱征、狗耳样图像（图1-1-4）。

（五）声影

在超声扫描过程中，当声束碰到声衰减程度很高的物质（瘢痕、结石、钙化）或可发生强反射的物质（如含气肺组织），声束完全被遮挡时，在其后方会呈现条带状无回声区及声影（shadow）（图1-1-5）。

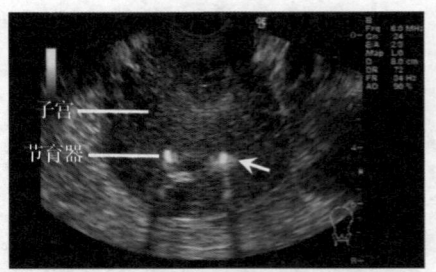

子宫节育器两侧披纱征

图1-1-4 旁瓣伪像

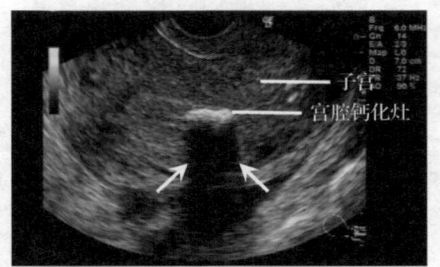

子宫腔内钙化灶后方声影

图1-1-5 声影

（六）后方回声增强

在扫描过程中，因距离增益补偿（DCG）对声衰减程度极低的液体仍起作用，所以当声束通过声衰减程度极低的器官或病灶（胆囊、膀胱、囊肿）

时，其后方回声会出现增强（与同深度的邻近组织相比）（图1-1-6）。

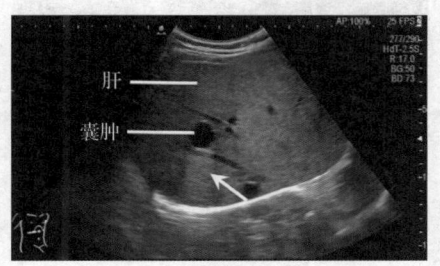

肝囊肿后方回声增强

图1-1-6　后方回声增强

（七）侧壁声影和回声失落

当声束经过大界面时，若入射角较大，回声便转向他侧不复回探头，产生回声失落，如声束通过胆囊、囊肿边缘或肾上、下极侧边时（图1-1-7）。

（八）镜面伪像

超声在传播过程中，遇到深部组织器官如膈肌或肺胸膜等大平滑镜面时，若反射回声传播到离镜面较接近的目标后，按入射途径反射折返回探头，就会产生深部为虚像（镜像）、浅部为实像的镜面伪像（mirror）（图1-1-8）。

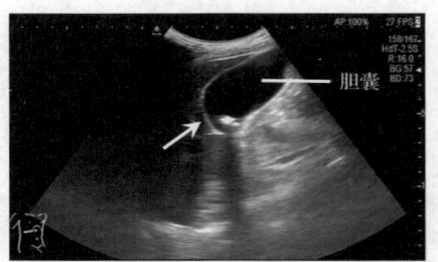

胆囊侧壁回声失落

图1-1-7　回声失落

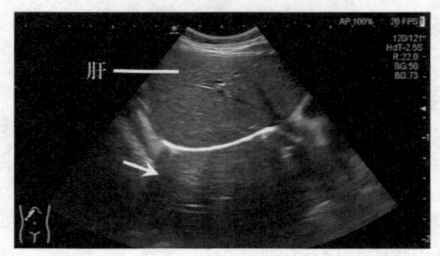

膈下为肝脏实质回声，膈上出现同样的肝脏回声伪像

图1-1-8　镜面伪像

（九）闪烁伪像

在彩色多普勒血流成像过程中，因内脏组织受呼吸运动、心跳、附近大血管搏动或胃肠道蠕动影响，组织界面与探头之间呈相对运动，产生多普勒

频移。此频移经接收、放大处理后变成彩色图像，
呈大片或宽带状发闪光的彩点，称为闪烁伪像（flash
artifsct），其与被测器官活动度有密切关系。闪烁
伪像容易在非血管组织如充盈的膀胱、胆囊、大囊
肿的无回声区中出现，可被误以为有血流信号（图
1-1-9）。

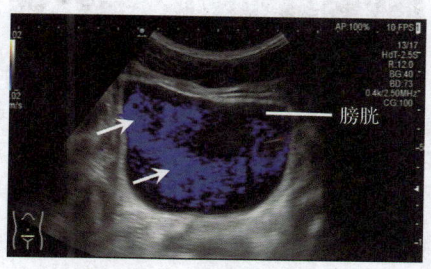

充盈的膀胱内出现大片蓝色伪像

图1-1-9　闪烁伪像

（十）彩色多普勒快闪伪像

与闪烁伪像完全不同，彩色多普勒快闪伪像
（twinkling artifact）多见于轮廓有结晶的、不光滑的
泌尿系统结石或钙化灶，在结石表面或结石后方声
影内出现呈直条状异常的镶嵌血流信号，与血流和
尿流无关（图1-1-10）。

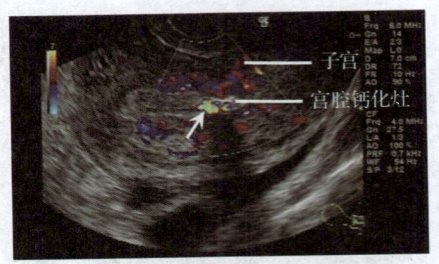

子宫腔内钙化灶表面出现快闪伪像

图1-1-10 彩色多普勒快闪伪像

五、多普勒超声

（一）超声多普勒效应

振源与散射体之间存在相对运动时，散射体接收到的超声频率发生改变的征象被称为多普勒效应。因多普勒效应产生变化的频率即多普勒频移。多普勒血流频移的检测方式有连续多普勒（CW）、脉冲多普勒（PW）、高脉冲重复频率多普勒（HPRF）。

（二）彩色多普勒技术

彩色多普勒技术（CDFI）由PW与二维超声图像混合而成，可获得血流速度大小、方向及血流状态的信息，并可将提取的信息转变成红、蓝、绿等颜色显示出来。

第二章 新生儿颅脑超声检查

第一节 新生儿颅脑超声检查方法

一、仪器选择

选择中高档实时彩色多普勒超声诊断仪，可选用小凸阵、高频或相控阵探头扫查，探头的频率范围为5～7.5 MHz。新生儿常选用频率较高的探头，月龄较大的婴幼儿可使用3～3.5 MHz的探头扫查。

二、检查前准备

在做颅脑超声检查时，患儿应处于安静状态。

三、检查内容

（1）颅内结构是否显示清晰，脑中线有无移位。

（2）脑实质回声有无异常。

（3）脑室的大小，脑室内是否存在异常回声。

（4）大脑半球间裂、蛛网膜下腔和硬膜下腔是否增宽。

（5）颅脑有无先天性结构异常。

（6）脑组织血流情况及血流指标有无异常。

四、适应证

（1）新生儿的常规筛查。

（2）新生儿窒息。

（3）怀疑颅内出血和出血后复查。

（4）缺氧缺血性脑病及脑室周围白质软化。

（5）脑室扩张或积水。

（6）先天性脑发育异常。

（7）中枢神经系统感染性疾病。

（8）颅脑内占位性病变。

第二节　正常头颅超声表现

正常颅脑超声检查可见脑中线居中，大脑半球结构两侧对称，大脑皮层、丘脑、尾状核、大脑脚等大脑组织多表现为均匀一致、弥漫的低回声，小脑则表现为较高的均匀回声。脑表面的沟回、裂隙表现为高回声带。

一、经前囟做冠状面扫查

（1）额叶层面观察大脑前正中裂、双侧脑半球的额叶及对称分布的额叶白质（图2-2-1）。

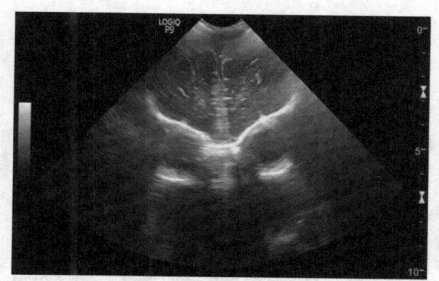

图2-2-1 额叶层面

（2）侧脑室前角层面显示双侧脑室前角、透明隔腔、胼胝体、大脑纵裂、扣带回和扣带沟、尾状核头部区域等（图2-2-2）。

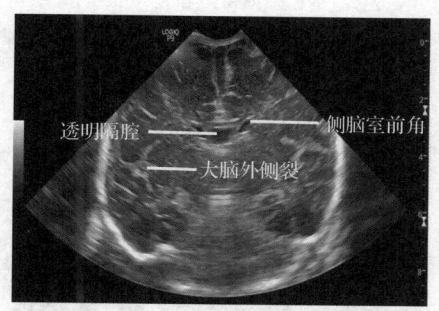

透明隔腔　　　　　　　　侧脑室前角

大脑外侧裂

图2-2-2 侧脑室前角层面

（3）第三脑室层面显示两侧的侧脑室、透明隔腔、尾状核头、（背侧）丘脑、豆状核区域、第三脑室、大脑外侧裂等（图2-2-3）。

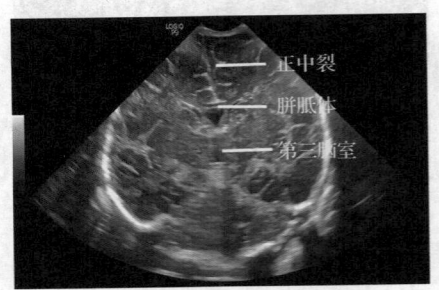

图2-2-3 第三脑室层面

（4）观察侧脑室体部-后角层面，此层面的重要标志是双侧脑室内呈"八"字形分布的高回声的脉络丛（图2-2-4）。

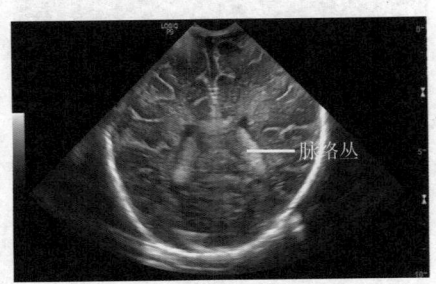

图2-2-4 侧脑室体部-后角层面

（5）枕叶层面可见大脑中线及两侧对称分布的枕叶白质高回声（图2-2-5）。

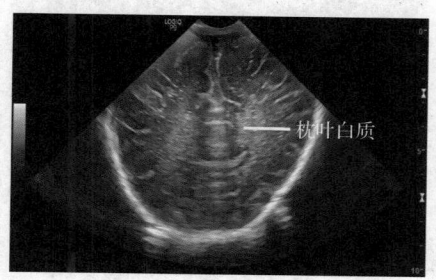

枕叶白质

图2-2-5 枕叶层面

二、经前囟做矢状面扫查

矢状面检查以脑正中线为基线，向两侧颞叶方向逐层扫查。

（1）正中矢状面（0°）可见胼胝体、透明隔腔、第三脑室、中脑水管、中脑与脑桥、延髓、第四脑室、小脑蚓部等（图2-2-6）。

（2）侧脑室前角层面（10°）可显示侧脑室前角、尾状核头部、丘脑等（图2-2-7）。

（3）侧脑室体部-后角层面（30°）可见脉络丛自侧脑室室间孔处出现，随侧脑室的弯曲走行（图2-2-8）。

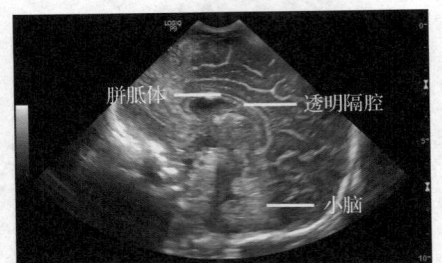

图2-2-6　正中矢状面

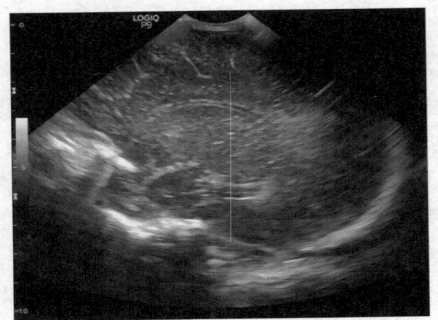

图2-2-7　侧脑室前角层面

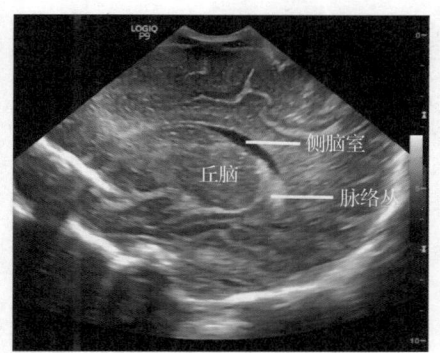

图2-2-8 侧脑室体部-后角层面

（4）脑岛层面（40°～45°）可见大脑外侧裂呈水平走行的"Y"形结构，侧裂周围为脑岛，下方为颞叶，上方为顶叶（图2-2-9）。

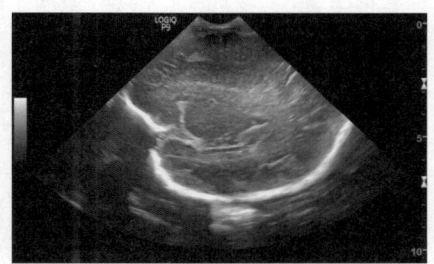

图2-2-9 脑岛层面

三、颞囟扫查

可见中脑水平的大脑脚,颅底动脉环就在其前方(图2-2-10)。

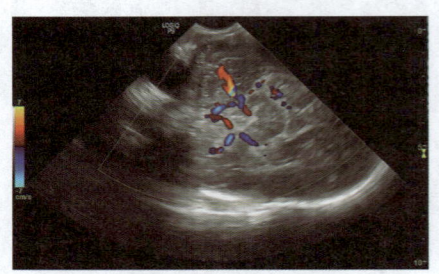

图2-2-10 颅底动脉环

四、后囟扫查

后囟扫查可显示脑后部的幕上及幕下结构。

第三节 常见疾病的超声诊断

一、颅内出血

【病因及临床表现】

新生儿中,颅内最常见的疾病类型是颅内出血(intracranial hemorrhage,ICH)。颅内出血与围产期缺氧、缺血、产伤等因素密切相关，其临床表现与出血量的多少、出血部位及出血速度密切相关。

根据发生位置的不同，颅内出血可分为脑室周围-脑室内出血、硬膜下出血、蛛网膜下腔出血、小脑出血等。

【超声表现】

1. 脑室周围-脑室内出血（图2-3-1）

Papile分级法为脑室周围-脑室内出血最广泛使用的评估方法，可将其分为4级。

Ⅰ级（单侧或双侧室管膜下出血）：室管膜下可见椭圆形高回声团，边界尚清晰，内部回声不均匀。

Ⅱ级（室管膜下出血穿破室管膜进入脑室腔）：在Ⅰ级出血的基础上，侧脑室内部回声增强，脉络丛增宽、形态不规则，或可见孤立的小块回声；侧脑室未见明显扩张。

Ⅲ级（脑室内出血伴脑室扩张）：扩张的侧脑室内可见数个高回声团，常见于侧脑室三角部和后角处。

Ⅳ级（脑室内出血伴脑室周围出血性梗死）：除脑室内出血外，还伴有脑室周围白质出血性梗死灶，脑室内及脑室周围白质内均可见高回声团，伴或不伴有中线移位。

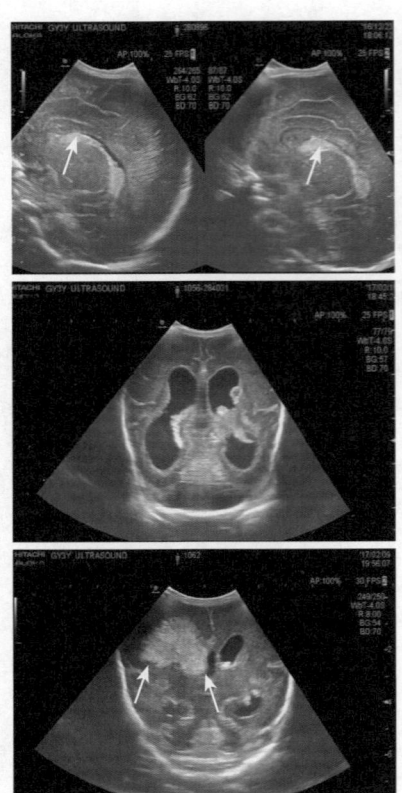

上：Ⅰ级脑出血，中：Ⅲ级脑出血，下：Ⅳ级脑出血

图2-3-1　脑室周围-脑室内出血

2. 硬膜下出血

当出血量较大时，经颞窗行轴向超声扫查，可见皮质表面的沟回与颅骨之间的距离增宽，大脑半球裂隙增大，颅骨回声下方可见半月形的高回声区。

3. 蛛网膜下腔出血

于前囟行冠状切面扫查时，若纵裂池增宽，同时内部见点状回声增强，提示蛛网膜下腔出血的可能。

4. 小脑出血

正常情况下，新生儿小脑呈高回声，若小脑内部回声不均匀，可能有助于小脑出血的诊断（图2-3-2）。

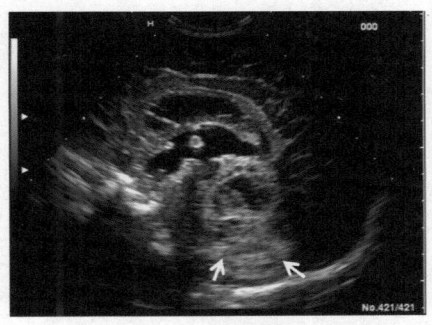

图2-3-2　小脑出血

二、缺氧缺血性脑病

【病因及临床表现】

缺氧缺血性脑病（hypoxic-ischemic encephalopathy，HIE）是指围生期各种因素如窒息等引起的脑组织缺氧、缺血性损伤，可出现一系列脑损伤的临床症状和体征。

HIE的患儿出生后可短时间内出现神经系统症状并持续24小时以上，如意识障碍、肌张力显著增高或减低、原始反射异常等。

【超声表现】

1. 脑水肿

（1）脑实质回声：脑实质弥漫性或局灶性回声不均匀性增强（图2-3-3）。

（2）脑室变化：脑室窄如缝隙状，边界模糊不清。

2. 神经元广泛坏死

双侧脑半球实质回声增高持续时间较长，回声分布不均匀。

3. 脑室周围白质软化

常发生于早产儿，其出生后第3～4周脑实质内（尤其是侧脑室周围）可出现多发大小不等的无回声区。

4. 脑萎缩

（1）全脑萎缩：脑容积缩小，脑纵裂及脑外间隙增宽，脑沟加深，脑回密集。

（2）中央性脑萎缩：侧脑室扩张，侧脑室形态不规则，左右侧脑室不对称。

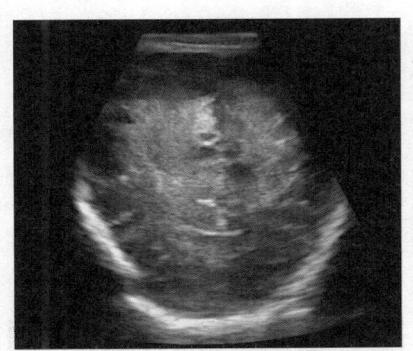

图2-3-3 缺氧缺血性脑病

三、脑室周围白质软化

【病因及临床表现】

脑室周围白质软化（periventricular leukomalacia, PVL）是早产儿严重的脑损伤形式之一，多种高危因素如缺氧缺血、宫内感染等可导致患儿发生PVL，并引起严重的神经系统后遗症。

新生儿期，PVL无特异性的临床症状和体征，不同的脑损伤部位可引起不同的神经系统后遗症改变。弥漫性PVL可引起学习困难、行为异常、智力低下、认知功能障碍等严重后遗症。

【超声表现】

（1）回声增强期：一般在出生后1周左右，侧脑室周围脑实质回声增强，尤以侧脑室前角外上方、后角旁脑实质增强为著。

（2）相对正常期：一般在出生后7～14天，表现为侧脑室周围回声相对正常。

（3）囊腔形成期：一般在出生后2周后，在侧脑室周围白质原回声增强区可见无回声区（图2-3-4）。

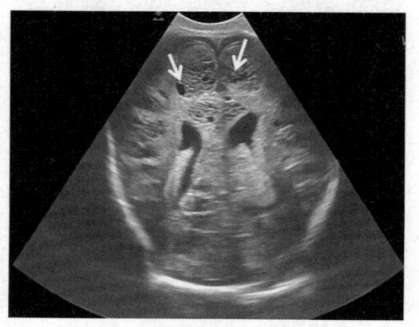

图2-3-4　脑室周围白质软化

（4）囊腔消失期：一般在出生后1~3个月，表现为侧脑室扩大、不对称，侧脑室壁不规则和脑萎缩等。3~4个月后，小软化灶在超声图像上可消失。

四、脑积水

【病因及临床表现】

脑积水（hydrocephalus）主要因脑室系统和蛛网膜下腔内脑脊液的回流障碍所引起，多伴有颅内压增高。患儿可出现前囟增大、颅缝增宽分离等。患儿可出现落日征，有斜视、眼球震颤等表现。

【超声表现】

（1）侧脑室扩张。正常新生儿侧脑室体部宽度<4 mm，4~6 mm为轻度扩张，7~10 mm为中度扩张，>10 mm为重度扩张（图2-3-5）。

（2）蛛网膜下腔深度增大，半球间裂增宽。正常新生儿额顶部蛛网膜下隙的深度<2.5 mm，新生儿半球间裂≤3 mm。

（3）脑组织不同程度变薄。

（4）彩色频谱多普勒显示脑动脉血流阻力指数升高。

【鉴别诊断】

轻度脑室扩张与脑萎缩的鉴别：脑萎缩时扩

张的脑室形态不饱满，半球间裂隙、大脑外侧裂增宽，脑沟回加深，头围常常不增大。

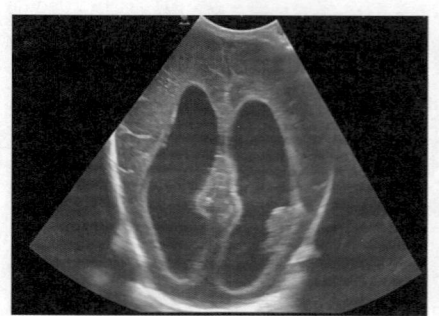

图2-3-5　脑积水

五、化脓性脑膜炎

【病因及临床表现】

化脓性脑膜炎是新生儿期严重的感染性疾病。临床常伴有反应低下、呼吸暂停、吸吮力差、拒食、呕吐等非特异性症状，部分患儿可出现惊厥发作、激惹、凝视、尖叫等特殊表现。

【超声表现】

由于化脓性分泌物沉积于脑沟，所以典型超声表现为脑沟和脑回的回声增粗、增强（图2-3-6）。

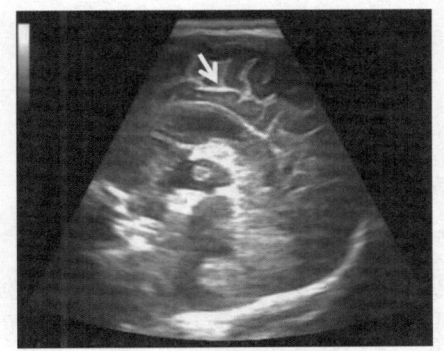

图2-3-6　化脓性脑膜炎

【鉴别诊断】

化脓性脑膜炎脑脓肿液化与脑血肿液化的鉴别：脑脓肿液化表现为由厚壁回声包裹的类圆形或不规则形低回声区或无回声区，其内透声性差，可见强光点或光斑；脑血肿液化表现为形态不规则的混合回声区或无回声区，壁不清晰，内部一般无光点或光斑。

第三章 超声心动图检查

第一节 超声心动图的检查方法

一、检查途径

根据检查途径的不同，超声心动图可分为经胸超声心动图、经食管超声心动图、经心外膜超声心动图及血管内超声显像。

二、检查前准备

经胸超声心动图患者无须特殊准备，避免超声探查区被遮挡即可；婴幼儿哭闹时可服用少量镇静剂。经食管超声心动图患者需禁食8小时以上，操作前患者需进行咽喉部表面麻醉，医师需注意无菌操作。经心外膜超声心动图及血管内超声显像医师均需严格执行无菌操作。

三、检查体位

常规超声心动图检查一般取左侧卧位，无法左侧卧位的患者，亦可采用仰卧位。

四、检查内容

（1）判定心脏位置及其与其他内脏的位置关系，检出心脏结构异常。

（2）评价心脏血流动力学变化。

（3）检查心包疾病。

（4）评价心脏手术及介入治疗后心脏结构恢复情况和血流动力学的转归。

（5）评价心脏功能。

五、适应证

（1）先天性心脏病。

（2）全身性疾病可能引起的心脏病变。

（3）冠心病。

（4）手术前的心脏评估。

（5）不明原因的晕厥、气促、胸闷等临床症状。

六、超声心动图新技术

包括三维超声心动图、斑点追踪成像技术、组织多普勒成像技术、心腔造影、心肌超声造影等。

第二节　正常超声心动图表现

（1）左心室长轴切面可观察到右心室前壁、右心室腔、右心室流出道、室间隔、主动脉瓣、左心室腔、左心室流出道、二尖瓣、左心室后壁、左心房、主动脉根部及升主动脉、冠状静脉窦等（图3-2-1）。

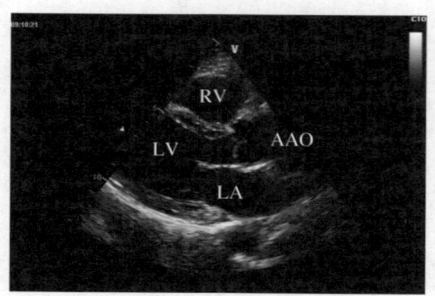

RV：右心室　LV：左心室　LA：左心房
AAO：升主动脉

图3-2-1　左心室长轴切面

（2）大动脉短轴切面可观察到右心室流出道、右心室流入道、主动脉瓣、三尖瓣、右心房、左心房、房间隔、肺动脉瓣等（图3-2-2）。

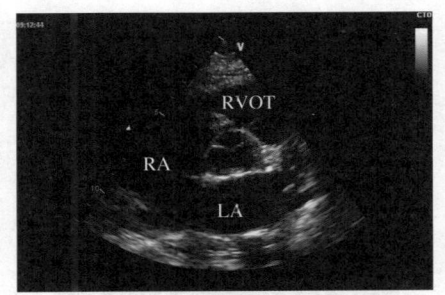

RA: 右心房　RVOT: 右心室流出道　LA: 左心房

图3-2-2　大动脉短轴切面

（3）左心室短轴切面包括二尖瓣水平短轴切面、乳头肌水平短轴切面及心尖水平短轴切面，可观察到左心室、右心室、二尖瓣、室间隔及左心室前壁、侧壁、后壁、下壁等（图3-2-3）。

（4）心尖四腔心切面可观察到右心室腔、左心室腔、左心室侧壁及后室间隔、右心房、左心房、房间隔、三尖瓣、二尖瓣、肺静脉等。心尖区还包括心尖两腔心切面、心尖三腔心切面、心尖五腔心切面（图3-2-4）。

（5）剑下双房切面可观察房间隔的完整性，是显示房间隔缺损的最佳切面，并可观察上腔静脉、下腔静脉、右肺静脉及冠状静脉窦引流情况等（图3-2-5）。

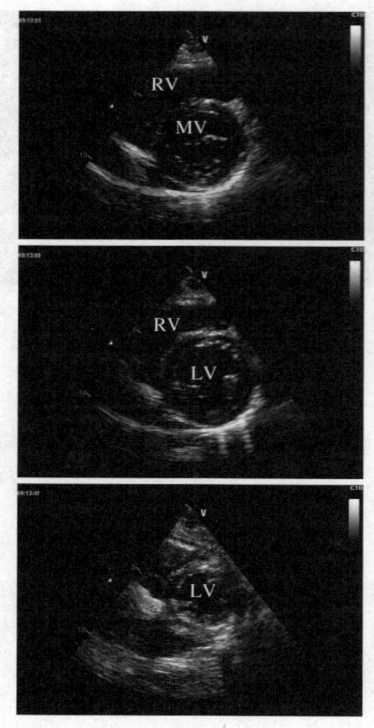

上：二尖瓣水平短轴切面，中：乳头肌水平短轴切面，下：心尖水平短轴切面

RV：右心室　MV：二尖瓣　LV：左心室

图3-2-3　左心室短轴切面

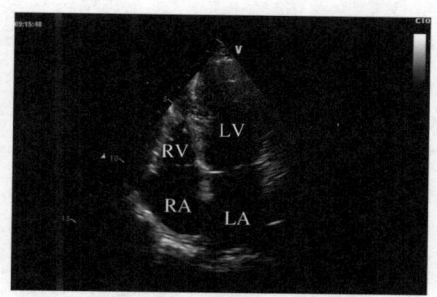

RV: 右心室　LV: 左心室

RA: 右心房　LA: 左心房

图3-2-4　心尖四腔心切面

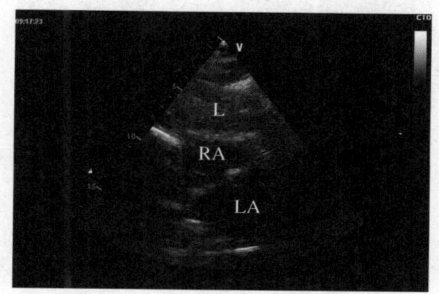

L: 肝脏　RA: 右心房　LA: 左心房

图3-2-5　剑下双房切面

（6）胸骨上窝主动脉弓长轴切面可观察升主动脉、主动脉弓、降主动脉、头臂干、左颈总动脉、左锁骨下动脉、肺动脉、上腔静脉等（图3-2-6）。

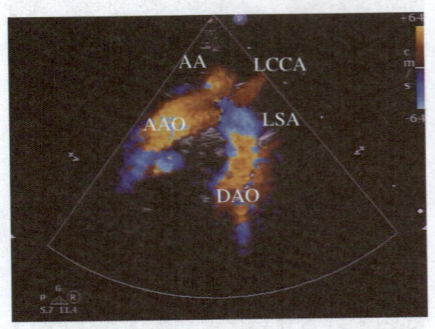

AAO：升主动脉　DAO：降主动脉
AA：头臂干　LCCA：左颈总动脉
LSA：左锁骨下动脉

图3-2-6　胸骨上窝主动脉弓长轴切面

（7）M型超声心动图是以时间为横轴，显示心脏结构在时间轴上产生的运动频谱。可以了解心脏某一结构随心动周期变化产生的运动规律，如室壁、瓣膜及大血管在整个心动周期中的运动情况（图3-2-7）。

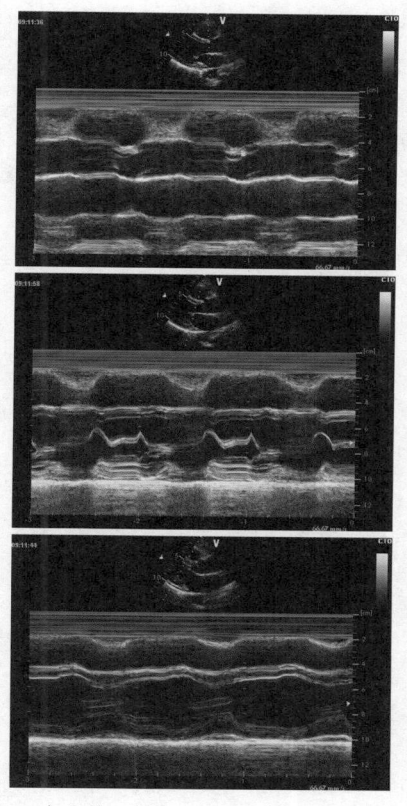

上：心底波群，中：二尖瓣波群，下：心室波群

图3-2-7 正常M型超声心动图

（8）正常彩色多普勒的颜色与血流方向有关，通常红色表示血流朝向探头，蓝色表示血流远离探头。色彩的亮度与血流速度的快慢有关。正常血流为层流，多表现为单色彩，异常血流多为湍流，呈五彩镶嵌的杂色血流信号，一般发生在狭窄或异常分流处（图3-2-8）。

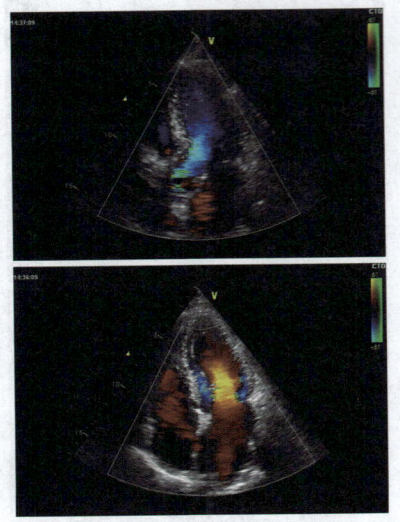

上：心尖五腔心切面彩色多普勒，下：心尖四腔心切面彩色多普勒

图3-2-8 正常彩色多普勒超声心动图表现

（9）频谱多普勒超声心动图是以频谱的形式反映血流性质并可测量流速，包括脉冲多普勒（PW）和连续多普勒（CW）两种形式。频谱多普勒的横轴为时间，纵轴为频移的幅度；PW能定点测量血流速度，但不能用于测量高速血流；CW能测量高速度血流，但不能定点测量（图3-2-9）。

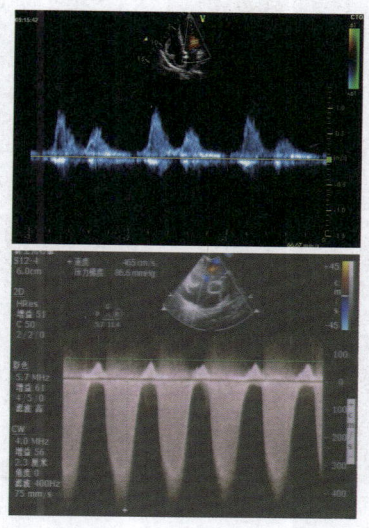

上：正常二尖瓣口脉冲多普勒频谱，下：异常湍流的连续多普勒频谱

图3-2-9　频谱多普勒超声心动图

（10）组织多普勒超声心动图是以彩色图像或
频谱曲线方式显示左心室心肌运动的成像技术，主
要用于评价心肌的运动方向、速度、同步性及局部
心肌功能等（图3-2-10）。

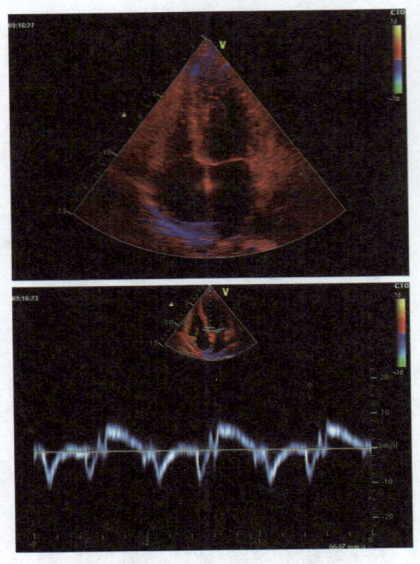

上：组织多普勒彩色图像成像方式，下：组织多普勒脉
冲频谱成像方式

图3-2-10　正常组织多普勒超声心动图

第三节 心脏瓣膜病变

一、风湿性心脏病

（一）二尖瓣狭窄

【病因及临床表现】

二尖瓣狭窄最主要的原因是风湿性心脏病。风湿性心脏病是一种A组溶血性链球菌感染引起的反复风湿性炎症反应，可导致二尖瓣瓣叶交界处粘连、融合、瓣叶增厚、畸形，瓣膜开放受限。二尖瓣狭窄的其他病因包括瓣膜退行性变、先天性二尖瓣狭窄等。正常的二尖瓣面积为4～6 cm²，当二尖瓣面积＜1.5 cm²时会出现明显的血流动力学改变，表现为左心房压力升高、左心房扩大，随着狭窄程度的增加，还会出现左心房血栓、心房纤颤、肺动脉高压、右心扩大、右心衰竭等并发症和继发性病变。

【超声心动图表现】

（1）二维和M型超声：①二尖瓣瓣叶增厚、毛糙、回声增强，联合部粘连，伴或不伴钙化斑；②二尖瓣舒张期开放受限，二尖瓣前叶呈圆顶状改变，左心室短轴切面显示二尖瓣呈鱼嘴样改变；③M型超声显示二尖瓣前、后叶同向运动，呈城墙样改变；④累及瓣下腱索时，腱索增粗、挛缩，甚至粘连、融合；⑤左心房、右心房及右心室增大。见图3-3-1。二尖

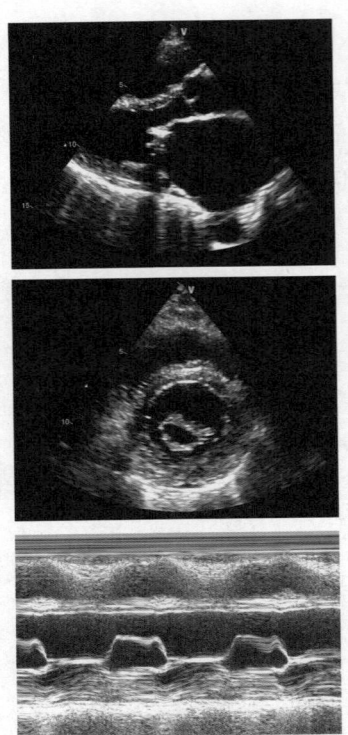

上：左心室长轴切面，示二尖瓣前叶呈特征性的圆顶状改变；中：左心室短轴切面，示二尖瓣鱼嘴样改变；下：M型超声，示城墙样改变

图3-3-1 风湿性心脏病

瓣狭窄的定量评估见表3-3-1。

（2）多普勒超声：二尖瓣口舒张期呈五彩镶嵌的湍流信号，频谱多普勒显示舒张期二尖瓣口血流加速，血流频谱下降速度减慢。

表3-3-1　二尖瓣狭窄的定量评估

狭窄程度	瓣口面积/cm²	平均跨瓣压差/mmHg	压差降半时间/ms
轻度	1.5 ~ 2.5	<5	<180
中度	1.0 ~ 1.5	5 ~ 10	180 ~ 280
重度	<1.0	>10	>280

【鉴别诊断】

需与心脏瓣膜退行性变、先天性二尖瓣畸形、左心房黏液瘤等造成的二尖瓣狭窄鉴别。

（1）心脏瓣膜退行性变：以老年人多见，常同时累及二尖瓣及主动脉瓣，瓣膜联合部无粘连。

（2）先天性二尖瓣畸形：较少见，一般表现为单组乳头肌。

（3）左心房黏液瘤：左心房内可见一椭圆形占位性病变，较大时，可导致二尖瓣口梗阻，二尖瓣形态结构可无明显异常。

（二）二尖瓣关闭不全

【病因及临床表现】

二尖瓣关闭不全的主要原因包括风湿性心脏病、二尖瓣脱垂、感染性心内膜炎、瓣膜退行性变、冠心病等。二尖瓣关闭不全程度较轻时，患者可无症状；程度较重时，可造成左心容量负荷增加，引起左心扩大，进而导致左心衰竭等。

【超声心动图表现】

（1）二维和M型超声：收缩期二尖瓣关闭不拢，病变严重者可见二尖瓣关闭时存有缝隙，左心房、左心室扩大，室间隔与左心室后壁运动幅度增强。

（2）多普勒超声：收缩期左心房内可见源于二尖瓣口以蓝色为主的五彩镶嵌的彩色反流束（图3-3-2）。二尖瓣关闭不全的定量评估见表3-3-2。

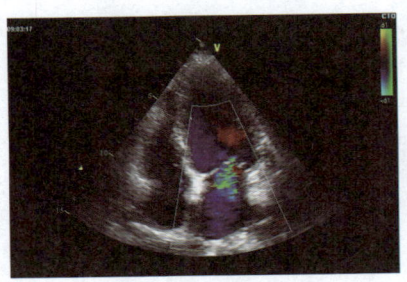

图3-3-2　二尖瓣关闭不全

表 3-3-2　二尖瓣关闭不全的定量评估

关闭不全程度	反流束面积/cm²	反流束面积或左心房面积/%	反流颈宽度/cm	反流容积/mL
轻度	<4	<20	<0.3	<30
中度	4~8	20~40	0.3~0.7	30~60
重度	>8	>40	>0.7	>60

【鉴别诊断】

生理性反流：反流范围局限，无瓣膜形态的异常。

（三）主动脉瓣狭窄

【病因及临床表现】

主动脉瓣狭窄的主要病因包括风湿性心脏病、先天性主动脉瓣畸形、瓣膜退行性变等，其次还有感染性心内膜炎、真菌性心内膜炎等。正常主动脉瓣口面积为2.5~3.5 cm²，当瓣口面积<1.5 cm²时，左心室排血受阻，左心室压力增加，可出现左心室代偿性肥厚；当瓣口面积小于25%时，可出现左心室或左心扩张、心排血量减少和肺瘀血等症状。

【超声心动图表现】

（1）二维和M型超声：①主动脉瓣叶增厚、回声增强，开放幅度减小，瓣叶活动僵硬；②主动脉瓣联合部粘连，开放时呈小孔状；③左心室壁可出现肥厚；④升主动脉可出现狭窄后扩张。

（2）多普勒超声：主动脉瓣口收缩期呈喷射状五彩镶嵌湍流信号，血流束在狭窄处变细。CW可探及瓣口前向高速湍流频谱，主动脉瓣峰值流速大于2.5 m/s（图3-3-3）。主动脉瓣狭窄的定量评估见表3-3-3。

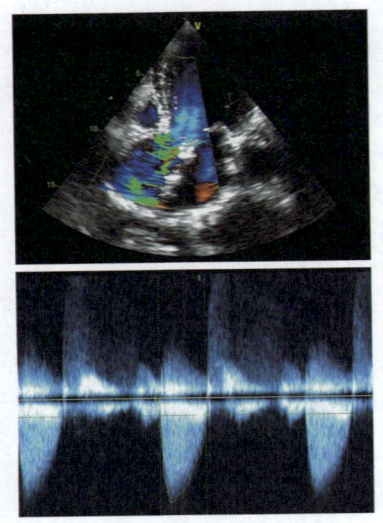

上：瓣口前向呈喷射状五彩镶嵌湍流信号，下：CW探及瓣口前向高速血流信号

图3-3-3　主动脉瓣狭窄

表 3-3-3 主动脉瓣狭窄的定量评估

狭窄程度	瓣口最大流速/(m·s⁻¹)	平均压差/mmHg	瓣口面积/cm²（连续方程法）	瓣口面积/（cm²·m⁻²）（BSA标化）
轻度	2.6 ~ 2.9	<20	>1.5	>0.85
中度	3.0 ~ 4.0	20 ~ 40	1.0 ~ 1.5	0.6 ~ 0.85
重度	>4.0	>40	<1.0	<0.6

【鉴别诊断】

需与肥厚型心肌病、高血压心脏病鉴别。

（1）肥厚型心肌病：一般可导致左心室流出道梗阻，主动脉瓣形态结构可正常。

（2）高血压心脏病：可出现左心室肥厚，但主动脉瓣形态结构可正常。

（四）主动脉瓣关闭不全

【病因及临床表现】

主动脉瓣关闭不全的主要病因包括风湿性心脏病、感染性心内膜炎、瓣膜退行性变、高血压心脏病、主动脉夹层等。主动脉瓣听诊区可闻及高调的哈气样舒张期杂音，当反流量逐渐增加、反流时间延长时，左心室扩大，可导致左心衰竭，出现肺部湿啰音。

【超声心动图表现】

（1）二维和M型超声：舒张期主动脉瓣关闭不

拢，严重时可见裂隙、左心室增大，风湿性病变常伴有瓣膜狭窄。

（2）多普勒超声：舒张期可见经主动脉瓣口反流至左心室流出道及左心室腔内的以红色为主的五彩镶嵌的血流束（图3-3-4）。主动脉瓣关闭不全的定量评估见表3-3-4。

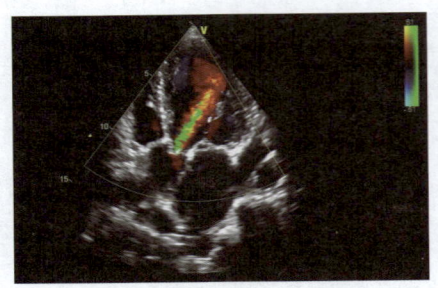

图3-3-4　主动脉瓣关闭不全

表3-3-4　主动脉瓣关闭不全的定量评估

关闭不全程度	反流束面积/cm²	反流束宽度或左心室流出道/%	反流颈宽度/cm	每搏反流量/mL
轻度	<3.0	<25	<0.3	<30
中度	3.0~6.0	25~65	0.3~0.6	30~50
重度	>6.0	>65	>0.6	>50

【鉴别诊断】

需与二尖瓣口舒张期血流信号鉴别，两者信号常会出现重叠，需仔细多切面进行探查。二尖瓣口舒张期血流一般为层流，速度较主动脉瓣反流低。

（五）三尖瓣关闭不全

【病因及临床表现】

三尖瓣关闭不全的主要病因包括风湿性心脏病、三尖瓣脱垂、肺动脉高压、心律失常、感染性心内膜炎等。轻度的三尖瓣关闭不全一般无明显临床症状，慢性中度以上的三尖瓣关闭不全会导致右心房、右心室的增大，从而出现右心衰竭。

【超声心动图表现】

（1）二维超声：三尖瓣关闭时不能完全闭合，可见缝隙；三尖瓣脱垂患者可见瓣叶脱向右心房；右心房、右心室扩大，三尖瓣瓣环扩张，可进一步加重三尖瓣反流。

（2）多普勒超声：右心房内可见来源于三尖瓣口的负向蓝色的反流束（图3-3-5）。三尖瓣关闭不全的定量评估见表3-3-5。

【鉴别诊断】

生理性反流：反流速度＜1.5 m/s，同时瓣膜形态结构无异常。

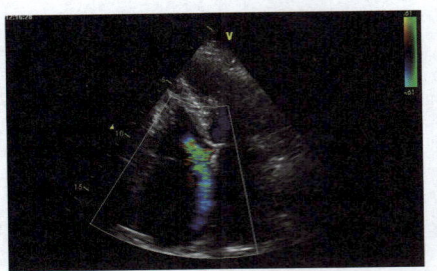

图3-3-5 三尖瓣关闭不全

表 3-3-5 三尖瓣关闭不全的定量评估

反流程度	反流束面积/cm²	反流束面积或左心房面积/%
轻度	<4.0	<20
中度	4.0 ~ 8.0	20 ~ 40
重度	>8.0	>40

二、二尖瓣脱垂

【病因及临床表现】

二尖瓣脱垂是二尖瓣叶面积过大或固定不良导致瓣叶脱向左心房，出现瓣叶关闭不全等表现。二尖瓣脱垂的病因包括二尖瓣黏液样变性、冠心病、风湿性心脏病、先天性心脏病、心肌病、甲状腺功能亢进等。心尖区可闻及收缩中期非喷射性喀喇音和收缩晚期杂音是本病的特异性体征。

【超声心动图表现】

（1）二维和M型超声：二尖瓣瓣叶冗长，收缩期瓣体呈圆屋顶样膨向左心房，超过瓣环水平≥3 mm，二尖瓣收缩期呈吊床样改变，瓣叶开放可，关闭时对位不良，存有缝隙（图3-3-6）。

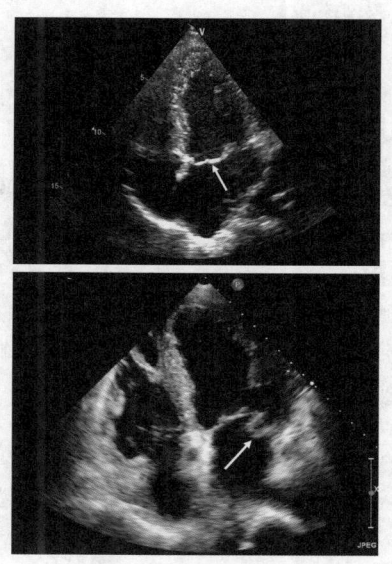

上：二尖瓣前叶脱垂，下：二尖瓣后叶脱垂

图3-3-6　二尖瓣脱垂

（2）多普勒超声：收缩期左心房内可见以蓝色为主的五彩镶嵌彩流束。二尖瓣前叶脱垂时，反流束经瓣口沿左心房后壁分布，呈偏心性反流；二尖瓣后叶脱垂时，反流束经瓣口沿左心房前壁分布，呈偏心性反流；二尖瓣前叶和后叶均脱垂时，反流束经瓣口反流至左心房中部，呈中心性反流。

【鉴别诊断】

需与风湿性瓣膜病、感染性心内膜炎鉴别。

三、感染性心内膜炎

【病因及临床表现】

感染性心内膜炎是指心脏内膜、瓣膜或大血管内膜受病原微生物感染而出现的炎症性病变，表现为瓣膜破坏、赘生物形成、栓塞等。多发于心脏存在基础病变的患者、心脏术后或者免疫力低下的患者，按照病情可分为急性和亚急性。患者常伴有高热、栓塞、皮肤黏膜出血等临床症状。

【超声心动图表现】

（1）二维和M型超声：二尖瓣及三尖瓣心房面、主动脉瓣及肺动脉瓣流出道面可见赘生物附着，早期赘生物呈海草样飘动，随着病情进展，赘生物可呈团块状、絮状物等形态多样的蓬松状低或高回声团，破坏严重者可见瓣膜穿孔、瓣膜瘤、瓣周脓肿形成等（图3-3-7）。

（2）多普勒超声：受累瓣膜瓣口可见五彩镶嵌的反流束，并随破坏程度进行性加重；瓣膜穿孔时，瓣叶连续性中断，断口处可见双期双向的分流束。

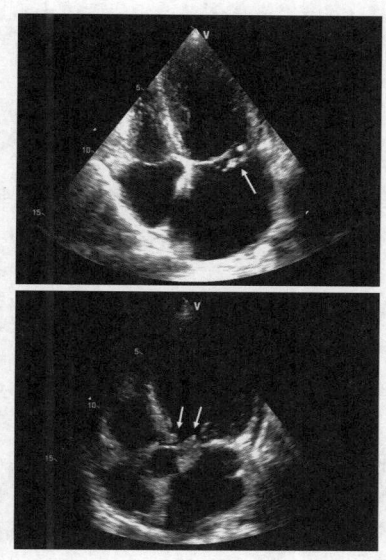

上：二尖瓣心房面，可见多个赘生物附着；下：主动脉瓣流出道面，可见多个赘生物附着

图3-3-7　感染性心内膜炎

【鉴别诊断】

需与瓣膜钙化、心内占位性病变鉴别。

（1）瓣膜钙化：感染性心内膜炎陈旧性赘生物一般会合并钙化，但瓣膜的钙化斑一般无明显活动，无明显发热病史。

（2）心内占位性病变：主要与瓣膜占位性病变进行鉴别，如黏液瘤、蔓状血管瘤等。

四、老年瓣膜退行性变

【病因及临床表现】

随着年龄的增长，心脏瓣膜逐渐老化，出现钙质沉积，瓣膜功能出现退行性变化，称之为老年瓣膜退行性变。轻者通常无明显的临床症状，随着病情的进展可出现瓣膜狭窄及关闭不全，从而出现心脏增大、心律失常、晕厥、心力衰竭等症状。

【超声心动图表现】

（1）二维和M型超声：主动脉瓣、二尖瓣或者其他瓣膜回声增强，瓣叶可局部出现强回声团、点状或粗大钙化斑，退变一般从瓣环开始，逐渐累及整个瓣叶，严重者出现狭窄，以主动脉瓣狭窄多见，退变还可累及腱索、乳头肌，出现钙化斑（图3-3-8）。

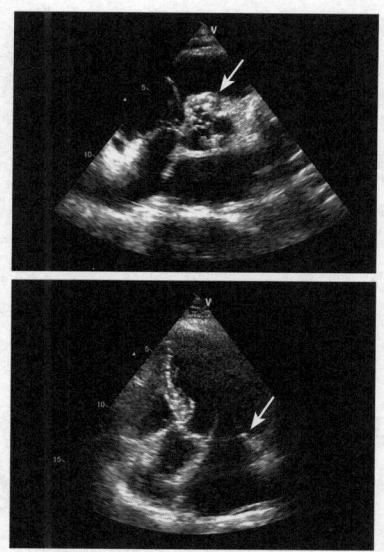

上：主动脉瓣，可见多个粗大钙化斑；下：二尖瓣根部，可见一点状钙化斑

图3-3-8 老年瓣膜退行性变

（2）多普勒超声：瓣叶狭窄时，瓣口前向血流加速，呈五彩镶嵌状，频谱呈湍流高速频谱；瓣叶关闭不全时，出现五彩镶嵌反流信号。

【鉴别诊断】

需与风湿性心脏病、感染性心内膜炎鉴别。

风湿性心脏病：风湿性心脏病瓣膜钙化一般发生在瓣膜的联合部，老年瓣膜退行性变的钙化一般由瓣环及基底部开始。

　　感染性心内膜炎：感染性心内膜炎的钙化一般发生在有炎性改变或有赘生物的瓣膜上，也可发生在老年瓣膜退行性变基础上。

第四节　先天性心脏病

一、房间隔缺损

【病因及临床表现】

　　房间隔缺损是最常见的先天性心脏病之一，分为原发孔型、继发孔型、静脉窦型（包括上腔静脉窦型、下腔静脉窦型、冠状静脉窦型）、混合型。早期可无临床症状，患者随着年龄的增长可出现心悸、呼吸困难、发绀、全身乏力、心力衰竭等症状。

【超声心动图表现】

　　（1）二维和M型超声：房间隔连续性中断，右心房、右心室增大，右心室流出道增宽；出现肺动脉高压时，室间隔与左心室后壁可出现同向运动。

　　（2）多普勒超声：房间隔中断处收缩期和舒张期均可见以左向右为主的红色跨隔血流，伴有肺动脉高压时，跨隔血流可不明显或出现双向跨隔血流，甚至出现以右向左为主的跨隔血流。CW可探及全心动周期的正向频谱或双向频谱。

（3）当经胸检查受限时可采用经食管超声心动图检查（图3-4-1）。

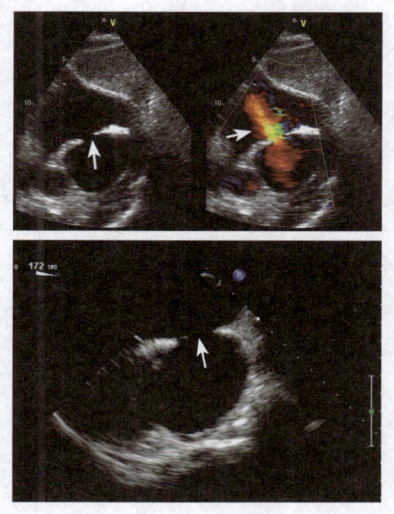

上：经胸超声心动图显示的房间隔连续性中断及跨隔血流，下：经食管超声心动图显示的房间隔连续性中断

图3-4-1　房间隔缺损

【鉴别诊断】

需与卵圆孔未闭、肺静脉异位引流等疾病

鉴别。

卵圆孔未闭：二维图像上显示断端不在一条线上，呈错位样，CDFI示分流束呈斜形穿过房间隔。

肺静脉异位引流：注意观察肺静脉是否开口于左心房，静脉窦型房间隔缺损通常容易合并肺静脉异位引流。

二、室间隔缺损

【病因及临床表现】

室间隔缺损是最常见的先天性心脏病之一，按解剖分类可分为膜周部室间隔缺损、漏斗部室间隔缺损、肌部室间隔缺损、左心室-右心房通道。单纯性室间隔缺损患者临床表现与缺损大小有关，缺损小的患儿可无症状，缺损大的患儿其临床症状通常出现较早，包括气促、呼吸困难、乏力和反复肺部感染等，严重时可出现心力衰竭。

【超声心动图表现】

（1）二维和M型超声：室间隔回声连续性中断、缺失；左心室、左心房增大，肺动脉压增高时可见右心室增大，肺动脉增宽。当出现肺动脉高压时，室间隔与左心室后壁可出现同向运动。

（2）多普勒超声：室间隔缺损部位可见收缩期以红色为主的左向右过隔彩色血流束，肺动脉高压者可见双向分流，严重者呈右向左分流。CW可探及收缩期高速湍流频谱（图3-4-2）。

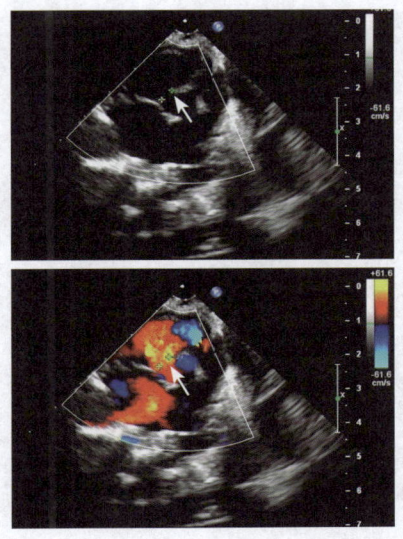

上：二维超声显示室间隔顶部连续性中断，下：室间隔顶部跨隔血流

图3-4-2　室间隔缺损

【鉴别诊断】

需与主动脉右冠窦瘤破裂、原发孔型房间隔缺损等鉴别。

主动脉右冠窦瘤破裂：主动脉右冠窦瘤发生破裂，其破口位置入右心室流出道内时，与室间隔缺损在二维超声表现上类似，但频谱呈双期连续性左向右分流。

三、动脉导管未闭

【病因及临床表现】

　　动脉导管未闭是指连接于降主动脉起始段与主肺动脉远端或左肺动脉根部之间的通道在出生后出现持续的不闭合。早期常见的临床症状多为劳累后心悸、呼吸困难、全身乏力，患儿体重不增、生长发育迟缓等；晚期随着肺动脉压力的不断升高，产生肺动脉内血流逆向进入主动脉内，患者可出现下半身发绀。

【超声心动图表现】

　　（1）二维超声：主肺动脉分叉处或左肺动脉根部的局部回声缺失，胸骨上窝主动脉弓长轴切面降主动脉起始段与肺动脉分叉处或左肺动脉起始段可见一管道相通。肺动脉扩张，左心房、左心室增大。

　　（2）多普勒超声：主肺动脉内可见以红色为主的收缩期及舒张期均可见的连续性左向右分流束，当肺动脉高压时，仅在舒张期可见来自主动脉的以红色为主的分流束，甚至出现双向分流或右向左为主的蓝色分流束。CW可探及特异性的双期连续性频谱（图3-4-3）。

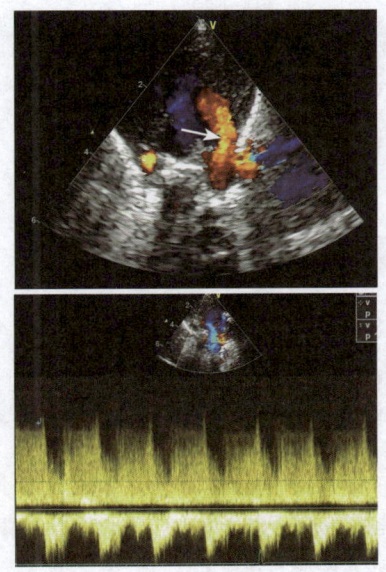

上：舒张期来自主动脉的以红色为主的分流束，下：特异性的双期连续性频谱

图3-4-3 动脉导管未闭

【鉴别诊断】

需与主动脉窦瘤破裂、主动脉-肺动脉间隔缺损、重度肺动脉瓣反流等鉴别。

（1）主动脉窦瘤破裂：频谱多普勒形态与动脉导管未闭相似，但破口位于主动脉根部。

（2）主动脉-肺动脉间隔缺损：二维超声可发现主动脉根部与肺动脉之间的回声失落，通常缺损口较大。

四、法洛四联症

【病因及临床表现】

法洛四联症是常见的发绀型复杂先天性心血管畸形之一，法洛四联症的基本病理包括肺动脉狭窄、室间隔缺损、主动脉骑跨和继发性右心室肥厚。多数患儿出生后就出现进食困难、体重不增、生长发育迟缓、运动耐受能力差，临床表现为发绀、呼吸困难和缺氧性发作，且患儿在运动或哭闹时发绀程度加重，休息或安静时缓解。

【超声心动图表现】

（1）二维和M型超声：右心房、右心室增大，左心房、左心室相对较小。①肺动脉狭窄：狭窄可发生在右心室流出道及漏斗部、肺动脉瓣、肺动脉瓣环、主肺动脉及其分支的任何部位。②主动脉骑跨：主动脉前壁与室间隔之间出现回声失落、连续性中断，主动脉根部内径增宽并向右前移位，骑跨在室间隔的上方。③室间隔缺损：室间隔回声连续性中断，通常为较大的嵴下型室间隔缺损。④右心室壁肥厚：右心室壁弥漫性增厚，其厚度通常＞4 mm，运动幅度增强。常合并房间隔缺损或卵圆孔未闭，表现为房间隔连续性中断。

（2）多普勒超声：右心室流出道、肺动脉内收缩期可见五彩镶嵌血流，血流束的宽度取决于狭窄程度，频谱多普勒可探及收缩期负向湍流频谱。收缩期可见左心室及右心室同时汇入主动脉。室间隔水平的双向过隔分流束，频谱多普勒可探及收缩早期正向、收缩晚期及舒张早期负向的层流频谱（图3-4-4）。

【鉴别诊断】

需与巨大室间隔缺损伴肺动脉高压、右心室双出口伴有肺动脉狭窄、共同动脉干等鉴别。

（1）巨大室间隔缺损伴肺动脉高压：无右室流出道或肺动脉的狭窄。

（2）右室双出口伴有肺动脉狭窄：与法洛四联症非常相似，右室双出口者在左室长轴切面上可见主动脉后壁与二尖瓣前叶无纤维连续性，两者间出现圆锥肌回声。

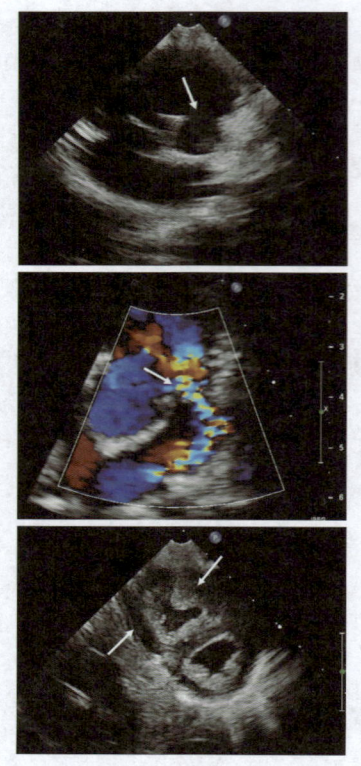

　　上：室间隔缺损，中：肺动脉瓣狭窄所致的细窄高速血流，下：右心室壁增厚

图3-4-4　法洛四联症

第五节　原发性心肌病

原发性心肌病是指不明原因引起的心肌结构和功能异常的一组疾病，包括扩张型心肌病、肥厚型心肌病、限制型心肌病、致心律失常性右心室心肌病和不定型心肌病。

一、扩张型心肌病

【病因及临床表现】

扩张型心肌病以左心室腔扩张为主，心房、心室呈普遍性扩大，并伴有心力衰竭。显微镜下表现为广泛的间质和血管周围纤维化，以左心室心内膜下为著。本病多数起病缓慢，开始时可感觉活动后疲倦乏力，后逐渐出现充血性心力衰竭的症状。

【超声心动图表现】

（1）二维和M型超声：各房室腔均增大，以左心室为著，呈球形。室壁运动普遍性减弱，收缩期室壁增厚率减低。房室瓣膜开放幅度小，表现为"大心腔、小瓣口"。心腔内血流缓慢，呈云雾状，并可形成附壁血栓，以左心室心尖部最为常见。

（2）多普勒超声：各瓣膜口血流色彩暗淡，并可见反流，反流束细窄。二尖瓣口血流频谱早期呈

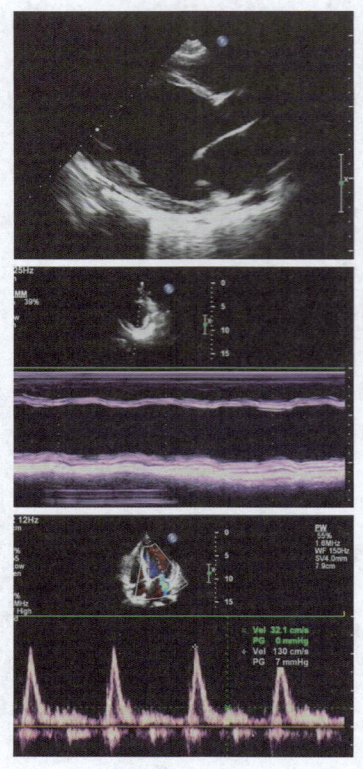

上：左心扩大、心肌变薄，中：室壁运动普遍性减弱，下：二尖瓣口血流呈充盈受限型

图3-5-1 扩张型心肌病

松弛减退型，随着心功能的降低，频谱呈假性正常化，严重者表现为充盈受限型。

【鉴别诊断】

需与缺血性心肌病、全身性疾病继发的心肌病改变等鉴别。

（1）缺血性心肌病：有心绞痛或心肌梗死病史，冠状动脉多支病变时也可出现弥漫性心肌运动减弱，行冠状动脉造影可鉴别。

（2）全身性疾病继发的心肌病改变：如高血压心脏病、病毒性心肌炎、尿毒症性心肌病等失代偿期均可表现为心脏扩大，室壁运动减弱，主要依靠病史进行鉴别。

二、肥厚型心肌病

【病因及临床表现】

肥厚型心肌病是指以左心室壁非对称性肥厚（以室间隔为主）、心室腔变小为特征的一种心肌病，具有家族遗传性。根据左心室流出道有无梗阻，可将其分为梗阻性和非梗阻性两类。后者发病年龄晚，大多数患者只有轻微症状或无症状，但可并发猝死；前者发病年龄早，典型临床表现为呼吸困难、胸痛及心绞痛、头晕或晕厥。

【超声心动图表现】

（1）二维和M型超声：左心室壁呈非对称性肥厚，室间隔明显增厚，室间隔和左心室后壁的比值大于1.3，一般在1.5以上。肥厚心肌回声增强、不均匀，呈毛玻璃样或斑点状。流出道梗阻时，M型超声可见收缩期二尖瓣闭合线呈弓背样隆起，即SAM征。

（2）多普勒超声：梗阻性肥厚型心肌病，左心室流出道收缩早期为五彩镶嵌的细窄高速血流束，梗阻处频谱为负向高速充填状射流，呈匕首样，常伴有二尖瓣的大量反流；非梗阻性者，左心室流出道血流频谱为负向层流（图3-5-2）。

【鉴别诊断】

需与主动脉瓣及主动脉狭窄性病变、甲状腺功能亢进性心肌病、高血压性心脏病、尿毒症性心肌病等鉴别。

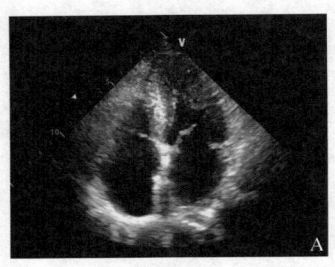

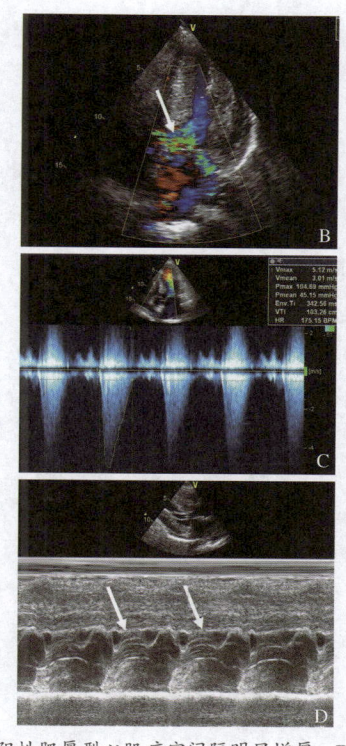

　　A. 非梗阻性肥厚型心肌病室间隔明显增厚　B. 梗阻性肥厚型心肌病左心室流出道梗阻，二尖瓣反流　C. 左心室流出道可探及高速血流信号　D. 二尖瓣前叶可见SAM征

图3-5-2　肥厚型心肌病

（1）主动脉瓣及主动脉狭窄性病变：表现为左室向心性对称性肥厚，主动脉瓣、瓣上、瓣下或主动脉可见膜性狭窄或局限性主动脉缩窄。

（2）甲状腺功能亢进性心肌病、高血压性心脏病、尿毒症性心肌病等疾病一般有明确的病史，左心室壁肥厚一般是对称性的。

三、限制型心肌病

【病因及临床表现】

限制型心肌病主要病理改变是心室内膜和内膜下纤维组织纤维化，心室硬化，心腔缩小，心室充盈受到限制，心室回心血流减少，导致心室舒张功能障碍，其改变类似于缩窄性心包炎。代偿期可无症状或有头晕、乏力、劳累后心悸等症状，渐可出现慢性右心衰竭症状。

【超声心动图表现】

（1）二维和M型超声：心内膜增厚，回声增强，以心尖部为著。心室不大或减小，但心腔变形、形态异常，表现为整个心腔长径缩短而短轴相对延长的特异畸形。二尖瓣和三尖瓣可增厚、变形，关闭受限。左心房、右心房增大。

（2）多普勒超声：舒张期二尖瓣、三尖瓣瓣口血流充盈时间较短，持续时间短，早期血流表现为红色、明亮。当心室舒张末压明显增高时，心房内可探及暗蓝色反流信号。二尖瓣血流频谱为充盈限制型。

【鉴别诊断】

需与缩窄性心包炎鉴别。

四、致心律失常性右心室心肌病

【病因及临床表现】

致心律失常性右心室心肌病是一种主要累及右心室的心肌病，本病好发于青少年，与遗传因素有一定的关系，被认为是一种代谢性疾病。病理表现为右心室心肌萎缩，被纤维或脂肪组织所取代。临床表现多样，可以毫无症状，轻者仅有头晕、心悸、胸闷，重者或发生频繁的室性心律失常，甚至以猝死为首发表现。

【超声心动图表现】

（1）二维和M型超声：右心室增大，右心室与左心室舒张末内径之比增大，右心室流出道及心尖部增宽。右心室心肌变薄、肌小梁消失，室壁运动减低，局部可出现矛盾运动，形成室壁瘤。

（2）多普勒超声：三尖瓣出现不同程度的反流（图3-5-3）。

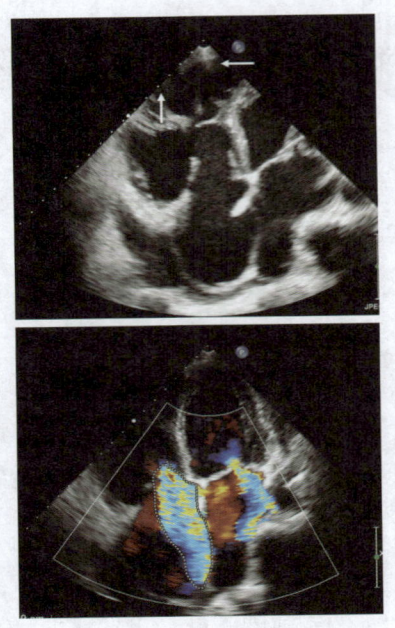

上：右心室增大，右心室壁变薄；下：中度的三尖瓣反流

图3-5-3　致心律失常性右心室心肌病

【鉴别诊断】

需与右心室心肌梗死、右心室特发性室速、孤立性心肌炎、扩张型心肌病、Brugada综合征等鉴别。

右心室心肌梗死：一般有心绞痛或心肌梗死病史，行冠状动脉造影可鉴别。

第六节　冠心病

【病因及临床表现】

冠状动脉粥样硬化性心脏病是指由于冠状动脉粥样硬化使管腔狭窄或闭塞，导致该动脉供血的心肌缺血缺氧或坏死而引起的心脏疾病，简称冠心病。其典型症状表现为胸闷、突然发作剧烈而持久的胸骨后或心前区压榨性疼痛、心律失常，严重者可出现心力衰竭、低血压、休克，另外有些患者可以表现为神志障碍、胃肠道症状等。

【超声心动图表现】

（1）二维和M型超声：左心房、左心室增大，缺血部分室壁可变薄、心肌回声正常或增强，室壁运动减弱或消失，心肌运动速度降低，室壁收缩期增厚率、左心室短轴缩短率及EF（射血分数）正常或减低。室壁瘤形成时，左心室局部心腔向外膨出，室壁呈矛盾运动，部分患者室壁瘤内可见附壁血栓（图3-6-1）。

（2）多普勒超声：乳头肌功能不全或腱索断裂时，二尖瓣可出现中重度的反流。

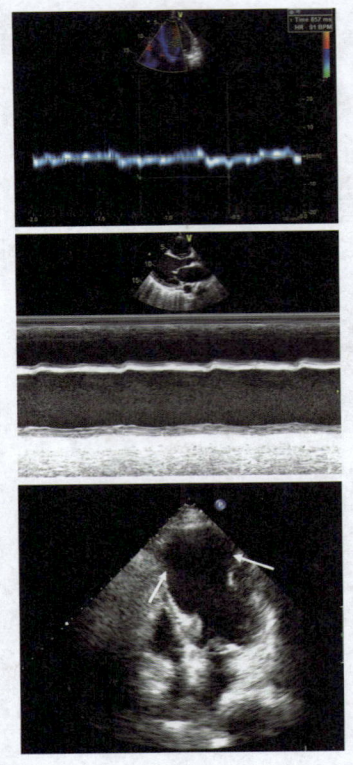

上：组织多普勒示心肌运动速度降低，中：M型超声示心肌运动幅度减小，下：左心室心尖部室壁瘤形成

图3-6-1　冠心病

第七节 心包积液

【病因及临床表现】

心包积液是指由于各种原因引起的心包腔内液体增多，一般＞50 mL。心包积液常见病因有感染、肿瘤及创伤性、放射性、自身免疫性或全身性疾病等。大部分患者无明显临床表现，当积液量急剧增多出现心包填塞时，临床症状往往比较明显，病情危急时需立即进行心包穿刺抽液。

【超声心动图表现】

（1）二维和M型超声：心包脏壁层间见无回声区，可随体位改变，局限性和包裹性心包积液时，无回声区分布不均匀，局限在某一心包处。心包积液的半定量分析见表3-7-1。无心脏本身病变者，心脏房室大小一般正常。

（2）彩色多普勒显示无回声区未见血流信号。

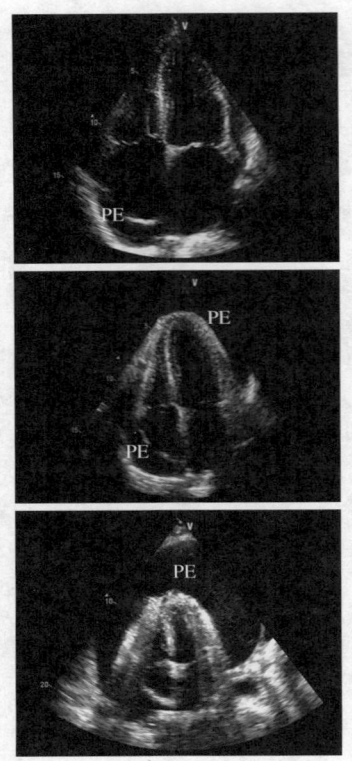

上：少量心包积液，中：中量心包积液，下：大量心包积液

PE：心包积液

图3-7-1　心包积液

表 3-8-1 心包积液的半定量分析

程度	液体量/mL	超声表现
微量	30 ~ 50	左心室后壁之后≤5 mm，收缩期出现，舒张期消失
少量	50 ~ 200	左心室后壁之后≤10 mm，右心室前壁之前多无液性暗区
中量	200 ~ 500	左心室长轴、短轴及心尖四腔心切面均可见液性暗区包绕各房室，深度≤20 mm
大量	≥500	各切面均见液性暗区包绕各房室，深度多≥20 mm，心脏舒张受限，出现摆动征

【鉴别诊断】

需与左侧胸腔积液、心包脂肪等鉴别。

（1）左侧胸腔积液：胸腔积液内一般可探查到肺叶结构从而鉴别。

（2）心包脂肪：一般表现为实性低回声，以老年肥胖女性多见。

第四章 颈部、四肢血管超声检查

第一节 颈部、四肢血管超声检查方法

一、仪器

选用具备彩色多普勒的超声诊断仪，探头常用 5.0~10.0 MHz高频线阵探头，对位置较深的血管可辅助使用凸阵探头，观察血管走行及血流的情况。

二、检查准备

观察颈部血管时无须特殊准备；观察髂血管时，应禁食8~10小时，以减少肠气干扰。

三、观察和分析内容

（1）二维超声观察血管壁、内膜、斑块、血栓等情况。彩色多普勒观察血管内血流充盈情况、血流方向、血流动力学指标等，分析狭窄程度。

（2）注意病变血管近心端、远心端管腔内血流。

（3）注重病变血管相应的肢体临床表现，结合病情分析，提高诊断准确率。

第二节　颈部、四肢血管正常声像图

（1）正常颈部、四肢动脉二维图像可见搏动，管腔难以压瘪，管腔内为无回声的血液，管壁平整，可观察到内中膜结构。对于颈动脉，内中膜测量推荐距分叉处以下约10 mm，一般厚为0.5～1.0 mm。彩色多普勒显示管腔内血流充盈好，颈部动脉血流频谱呈持续单相正向血流，四肢动脉频谱呈三相波型，即收缩期正向高速血流、舒张早期反向血流、舒张中晚期低速正向血流。

（2）正常颈部、四肢静脉二维图像壁薄而光滑，管腔易于压瘪，管腔内无回声，可见静脉瓣摆动。彩色多普勒显示管腔内单一方向血流持续充盈，静脉可随呼吸运动出现内径和血流速度的改变，挤压远端肢体时，受检静脉可出现血流信号增强、流速加快。

第三节　常见颈部、四肢血管疾病的超声表现

一、动脉粥样硬化

【病因及临床表现】

动脉粥样硬化及斑块形成是导致动脉狭窄的最常见原因，斑块持续增长或破溃可致动脉闭塞。颈

动脉、椎动脉狭窄临床表现为颅脑供血不足，产生脑缺血症状；四肢动脉狭窄临床表现为远端肢体供血减少，出现缺血缺氧改变，严重者可出现破溃和坏死。

【超声表现】

（1）动脉管腔狭窄：动脉有效内径变小，常可见动脉内膜增厚及粥样硬化斑块；彩色多普勒可见狭窄处血流束变细，彩色信号于有斑块处出现充盈缺损，频谱可测得高速血流，远端血流变暗，速度降低（图4-3-1）。

（2）动脉闭塞：二维图像可见相应的血管外壁形态，其腔内多被斑块或血栓等实性回声填充，超声多普勒检测不出血流及频谱。

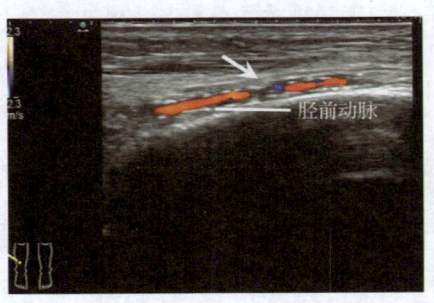

箭头处为硬化斑导致的血管狭窄、血流断续

图4-3-1 硬化闭塞声像

【鉴别诊断】

动脉粥样硬化引起的狭窄多与年龄有关，内中膜毛糙、增厚，可见钙化斑块；动脉痉挛及外部压迫导致的狭窄常表现为动脉外膜变形，内膜厚度无改变；血栓栓塞性脉管炎特征性表现为血管壁弥漫性增厚，管腔细窄。

二、动脉瘤

【病因及临床表现】

颈动脉瘤是发生于颈总动脉、颈内动脉颅外段和颈外动脉及其分支的动脉瘤；四肢血管真性动脉瘤好发于动脉主干部位，主要病因有动脉粥样硬化、创伤和感染。颈部、四肢动脉可因穿刺等医疗操作引起假性动脉瘤。

【超声表现】

（1）真性动脉瘤：表现为动脉局限性膨大，管壁变薄，瘤体内可见附壁血栓或强回声斑块，瘤体内呈低速涡流彩色信号（图4-3-2）。

（2）假性动脉瘤：二维图像中瘤体位于血管侧边，呈囊状或不规则形，瘤腔与动脉管壁之间可见破口或以窦道相通。瘤腔内中心为液性暗区，瘤壁呈低回声，厚而粗糙，界线欠清晰，常可见不规则低回声附壁血栓。

（3）夹层动脉瘤：在四肢动脉较为少见。颈动脉管腔内可见异常线状回声，收缩期血流由真腔经内膜破口进入假腔，两个腔内血流频谱速度存在差异（详见主动脉夹层，表现类似）。

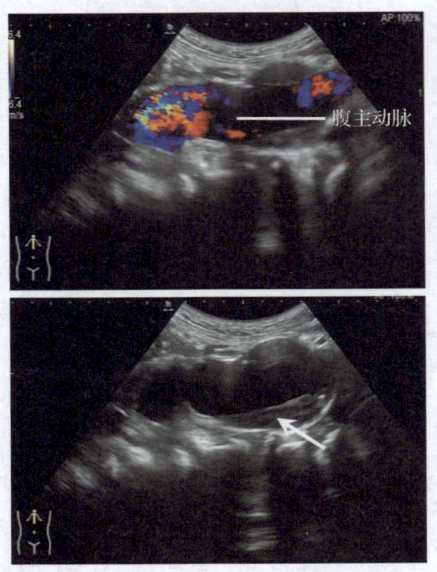

动脉管腔不规则扩张，血栓多附着于扩张段管壁上。箭头处为血栓

图4-3-2　腹主动脉瘤并附壁血栓形成

三、锁骨下动脉盗血综合征

【病因及临床表现】

主要原因是锁骨下动脉近心端粥样硬化引起闭塞，患侧上臂动脉血压较椎动脉低，导致椎动脉逆流，虹吸作用致Willis环（大脑动脉环）压力下降，产生椎动脉供血不足症状，表现为眩晕、视物模糊等。可分为完全型、不完全型和隐匿型。

【超声表现】

椎动脉血流方向与同侧颈总动脉不一致，即椎动脉血流反向。当为完全型时，血流波峰完全反向；为不完全型时，血流显示为红蓝交替的信号，频谱呈双相型；隐匿型可表现为椎动脉频谱波峰消失，其余波形仍呈单相型。锁骨下动脉多起始端狭窄、闭塞，患侧上肢动脉血流频谱表现为低速、低阻（图4-3-3）。

四、颈动脉扭曲

【病因及临床表现】

颈动脉扭曲是指颈动脉因粥样硬化及高血压等因素导致弹性逐渐消失，出现节段性延长及管腔扩展，此外，动脉受压、外伤、感染、肿瘤亦可导致颈动脉扭曲，血流受阻。临床上多无明显体征，部

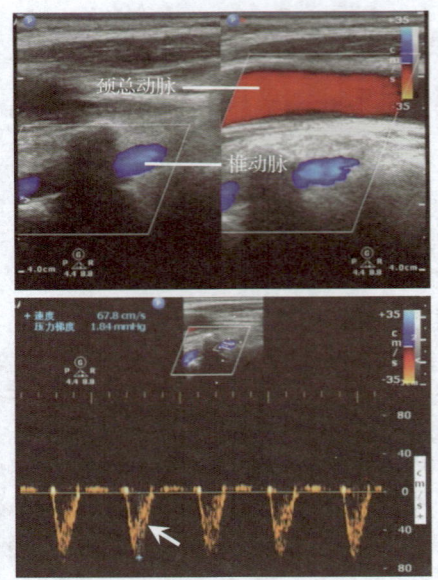

上：患侧椎动脉与颈总动脉血流方向相反，下：反向血流频谱

图4-3-3 锁骨下动脉盗血综合征

分患者可因颈部搏动性肿块来诊。过度转动颈部可引起大脑供血不足。

【超声表现】

二维超声显示扭曲处动脉呈"S"形或"C"

形，可以合并动脉粥样硬化改变。彩色多普勒显示扭曲处可呈杂色血流（图4-3-4）。

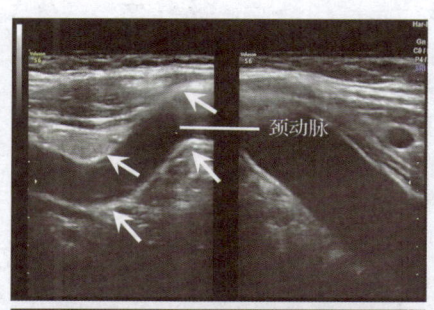

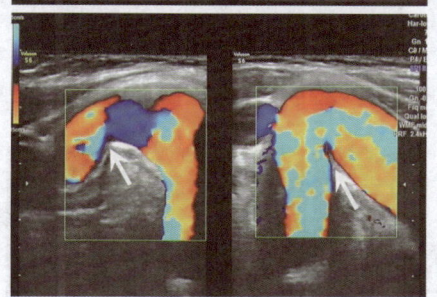

图4-3-4　颈动脉扭曲

五、静脉血栓

【病因及临床表现】

颈部静脉和上肢静脉血栓多由穿刺置管或血

流动力学改变引起；下肢静脉血栓常见原因包括血流缓慢、高凝状态等，产后、术后制动是下肢深静脉血栓的高危因素。静脉血栓常见症状为肿胀和疼痛。若为位置表浅的静脉栓塞，可触及突出的实性物；若为下肢深静脉血栓，可出现浅静脉扩张，血流增加，甚至侧支静脉形成。

【超声表现】

静脉血栓大都表现为如下特点：①二维图像可见静脉管径增粗，其内可见实性血栓回声，若为新形成血栓，则回声较弱，陈旧血栓回声增强并可出现机化（细小条状无回声区）（图4-3-5）；②探头按压难以将静脉压瘪，对于新鲜形成的血栓应当慎重按压；③彩色多普勒显示静脉内血流变细甚至

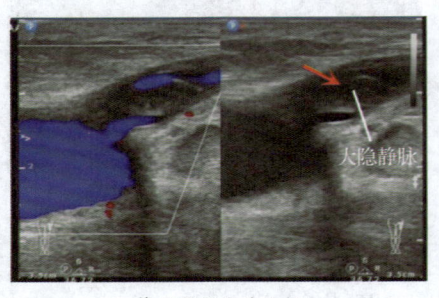

箭头所指处为血栓

图4-3-5 静脉血栓

中断，远端血流速度缓慢，不随呼吸变化；④慢性血栓可出现侧支静脉形成。

六、动静脉瘘

【病因及临床表现】

动静脉瘘可由于先天性或后天性因素如外伤、感染等所引起。通常可见患肢皮温增高，静脉回流障碍，出现肢体肿胀、静脉曲张等，重者有心功能不全等表现。部分需要血液透析的患者会进行人工动静脉造瘘，选用前臂动静脉者居多。

【超声表现】

动静脉之间存在异常通道，动脉血流通过该通道进入静脉，多呈高速低阻连续性频谱，静脉近心端可出现低阻动脉样频谱。人工血管造瘘评估：主要对瘘口，动脉及静脉的管壁、内径，血流速度进行测量，评估在血液透析中是否可用；需要注意瘘口狭窄、静脉血栓形成等病变（图4-3-6）。

七、主动脉夹层

【病因及临床表现】

主动脉夹层是指由于主动脉内膜和中膜剥离撕开，在动脉内形成真、假两腔。最常见的病因是高血压，其次是马方综合征。

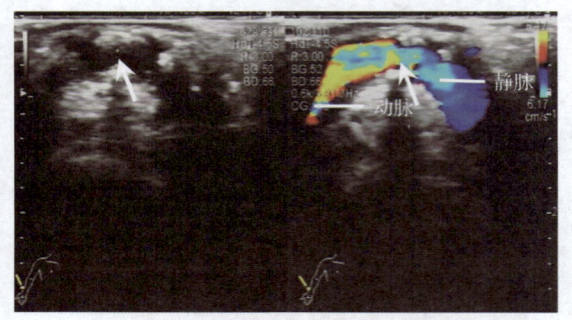

吻合口见硬化斑、轻度狭窄

图4-3-6　动静脉瘘

　　根据病变受累的范围和程度，DeBakey将主动脉夹层分为3型：Ⅰ型夹层起自升主动脉并延伸到降主动脉，Ⅱ型夹层局限在升主动脉，Ⅲ型夹层起自降主动脉并延伸到远端。

　　【超声表现】

　　二维超声表现为主动脉增宽，内膜连续性中断，腔内见内膜呈线状回声，随心动周期摆动；撕裂的内膜将主动脉分成真腔和假腔，假腔内可有片状或团状血栓；多普勒超声可观察到破裂口处的血流，真腔血流相对较快，颜色较亮，假腔血流相对较慢，颜色较暗。频谱多普勒可探及两个腔不同的血流频谱（图4-3-7）。

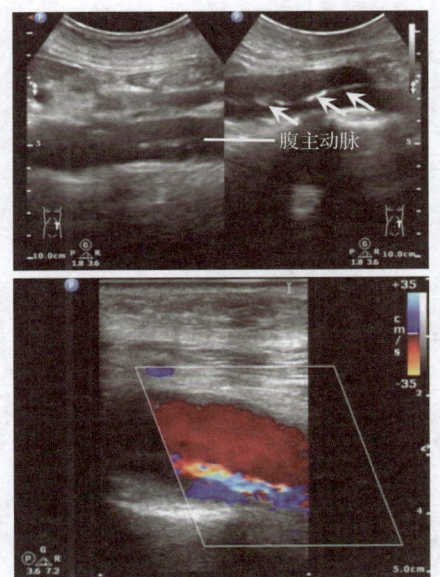

箭头所指即为夹层，两腔血流方向不同

图4-3-7　腹主动脉夹层

【鉴别诊断】

主动脉伪像：高血压和冠状动脉粥样硬化患者，可因主动脉增宽、内膜增厚而形成夹层的伪像，通过多切面、多角度的扫查可减少伪像，经食管内超声图像清晰，也可以减少伪像。

第五章　消化系统超声检查

第一节　肝脏、胆囊、胰腺、脾脏
超声检查方法

一、仪器条件

可采用彩色多普勒超声诊断仪，一般选用频率为3.5～5.0 MHz的凸阵探头，儿童可选用频率为5.0～8.0 MHz的高频线阵探头，肥胖者可用2.5 MHz的低频探头。

二、检查前准备

禁食、禁水。疑似传染性肝病者，应注意加强消毒隔离措施，以防交叉感染。

三、检查体位

一般用仰卧位及左侧卧位，必要时可用右侧卧位、半卧位或坐位。

四、超声检查内容

（1）肝、脾、胰的形态、大小、边缘、包膜情况。胆囊的大小、形态、壁的厚度。

（2）实质脏器内部回声的强度及均匀程度。

（3）脏器内病灶的位置、大小、形态、回声、内部及周边的血流情况。

（4）肝内、外管道结构的管径、走行、分布、分支等情况，胆管、胰管有无扩张及扩张的程度。

（5）胆囊内病变的数目、大小、形态、回声、血流情况。

（6）肝门部、腹膜后、脾门、腹腔是否存在肿大的淋巴结。

（7）腹腔内有无积液。

第二节　正常肝脏、胆囊、胰腺、脾脏超声表现

一、肝脏

（一）二维超声

正常的肝脏呈楔形，左叶小，右叶大而厚。肝脏包膜清晰，表面光滑，肝实质回声均匀，回声高于肾皮质，低于胰腺。肝内管道结构清晰，门静脉、肝静脉、肝管及其第一级分支可清晰显示。

（二）彩色多普勒及频谱多普勒

正常肝内门静脉为入肝血流，呈连续性血流

频谱，流速可受左心房压力及呼吸影响，正常流速为15～25 cm/s。肝静脉为离肝血流，呈三相波的血流频谱。肝动脉管径细，在肝内较难显示其彩色血流。

二、胆囊

胆囊呈囊性结构，形态因人而异。长轴切面多呈梨形或椭圆形，长径一般不超过90 mm，前、后径不超过30 mm，胆囊壁厚度一般不超过3 mm。

三、胰腺

正常胰腺一般可分为蝌蚪形、哑铃形及腊肠形3种形态，可分为胰头、胰体、胰尾等部分。

四、脾脏

正常脾脏呈半月形，实质呈弥漫的细点状均匀低回声，脾动脉细，仅2～3 mm，不易显示；脾门静脉较宽，一般不超过8 mm。

第三节　常见肝脏疾病的超声表现

一、弥漫性肝疾病

（一）肝硬化

【病因及临床表现】

肝硬化是由一种或多种慢性、进行性因素引起的终末期弥漫性肝脏病变。病因较多，我国以乙型肝炎为主。临床表现主要为肝功能损害和门静脉高压。

【超声表现】

（1）肝左、右叶大小比例失调，形态失常。

（2）肝包膜增厚、表面凹凸不平，严重者呈波浪状、锯齿状。

（3）肝实质回声增粗、增强，分布不均匀（图5-3-1）。

（4）肝内血管走行僵直、迂曲。门静脉主干和左、右支增粗，门静脉主干内径＞13 mm。

（5）侧支循环：①脐静脉开放；②胃左静脉增宽；③脾肾静脉增宽；④食管胃底静脉曲张。

（6）脾大。

（7）腹腔积液。

其中，侧支循环建立、脾大、腹腔积液称为门静脉高压三联征。

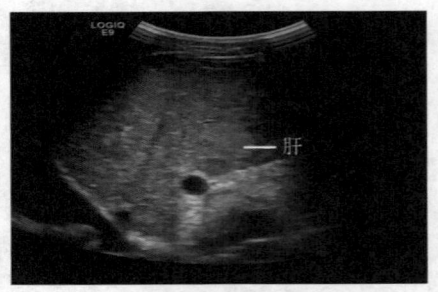

肝表面凹凸不平，呈波浪状，肝实质回声增强，分布不均匀

图5-3-1　肝硬化

【鉴别诊断】

需与弥漫型肝癌、脂肪肝、先天性肝纤维化鉴别。

（1）弥漫型肝癌：彩色多普勒显示癌灶内部有丰富的彩色血流信号，门静脉主干或分支内可见癌栓回声。

（2）先天性肝纤维化：多有家族史，好发于婴幼儿和青少年。

（二）脂肪肝

【病因及临床表现】

正常肝脏脂肪含量约5%，肝细胞内脂肪含量增加即形成脂肪肝。

【超声表现】

肝脏实质回声细密、弥漫性增强，近场回声增强，远场回声衰减，肝内管道显示不清（图5-3-2）。对于不均匀性脂肪肝，早期病变多局限于部分肝叶或肝段，以右前叶胆囊与门静脉右支之间、左内叶及肝右后叶多见，超声表现为肝实质内片状或不规则形高回声区。后期肝脏内仅见少部分肝脏组织未被脂肪浸润，多见于门静脉左、右支走行区及胆囊床旁，表现为肝脏回声弥漫增强区内一个或数个孤立性片状或不规则形低回声区，边界均较清晰，内部回声均匀，内部血管走行正常。

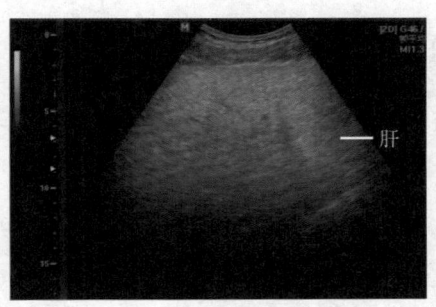

图5-3-2 脂肪肝

【鉴别诊断】

需与肝癌、肝血管瘤鉴别。

（1）肝癌：有占位效应，癌灶周边可有晕环，彩色多普勒可测及高阻力动脉频谱。

（2）肝血管瘤：呈高回声，边界清楚，周边常有高回声带，内部可呈细网状，彩色多普勒多无彩色血流信号。

二、肝脏局灶性病变

（一）肝囊肿

【病因及临床表现】

肝囊肿是常见的肝内良性病变，一般无不适，囊肿较大时压迫周围组织器官可引起肝区不适。如合并出血或感染，可有畏寒、发热、腹痛等症状。

【超声表现】

（1）二维超声：肝内可见一个或多个圆形或椭圆形无回声区，壁薄，形态规则，合并感染或出血时，囊内透声性差，可见点状弱回声，可随体位改变移动。后方回声增强，常伴有侧方声影（图5-3-3）。

（2）彩色多普勒：一般无明显彩色血流信号，较大囊肿的囊壁可见少许点状或短棒状彩色血流信号。

【鉴别诊断】

肝囊肿合并感染与肝脓肿较难鉴别。

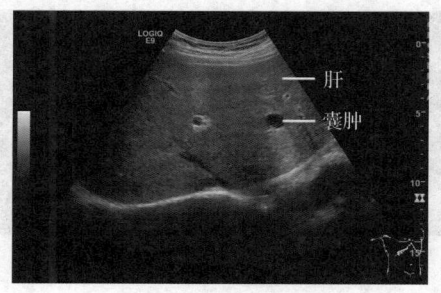

图5-3-3　肝囊肿

（二）多囊肝

【病因及临床表现】

多囊肝为一种常染色体显性遗传病，具有家族性和遗传性。病程发展缓慢，多数患者长期无症状，肝脏随年龄增加而日益增大，逐渐出现腹痛、腹部不适、肝功能异常等症状。

【超声表现】

肝脏增大，形态失常，肝内可见大量大小不等的圆形或椭圆形无回声区，直径可数毫米至数厘米不等。囊腔间可见肝组织，正常结构显示不清，肝脏实质回声杂乱，肝内管道系统常受压变形或显示不清（图5-3-4）。同时多伴有多囊肾、多囊胰或多囊脾，以多囊肾最为多见。

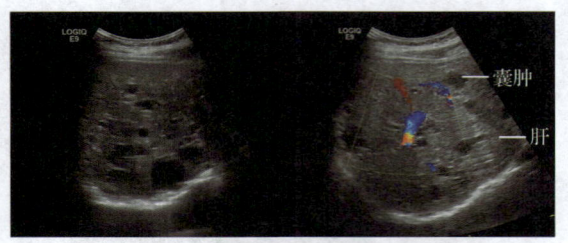

囊肿
肝

图5-3-4 多囊肝

【鉴别诊断】

需与多发性肝囊肿、先天性肝内胆管囊状扩张症鉴别。

多发性肝囊肿：肝形态、大小正常，囊肿散在分布，数量有限，囊肿周围可见正常肝组织，囊肿后方回声增强效应明显。

（三）肝脓肿

【病因及临床表现】

肝脓肿是一种肝内炎性病变，可分为细菌性和阿米巴性。临床表现主要有恶寒、高热、右上腹痛，白细胞和中性粒细胞升高。细菌性肝脓肿血培养可阳性，阿米巴性肝脓肿粪便可发现阿米巴原虫。

【超声表现】

细菌性肝脓肿一般有急性发热及肝区不适病

史，可单发或多发，依演变过程可分为以下3期。

（1）脓肿前期：肝内见一个或多个低或等回声区，边界欠清，内部回声不均匀。彩色多普勒示脓肿内实质部分及周边有血流信号。

（2）脓肿形成期：脓肿边缘较清晰，后方回声增强，壁不均匀增厚，回声增强，壁内缘不平整，呈虫蚀状改变（图5-3-5）。

（3）脓肿吸收期：脓腔不规则并逐渐缩小，壁增厚，可伴钙化，彩色多普勒显示血流较前明显减少或无血流。

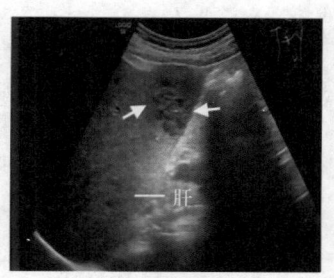

图5-3-5　肝脓肿

【鉴别诊断】

需结合病史、体征及临床表现动态观察，综合分析，来与肝恶性肿瘤、肝血肿、肝囊肿合并感染鉴别。

（四）肝血管瘤

【病因及临床表现】

肝血管瘤是肝脏最常见的良性肿瘤，病因未明。根据病理组织的不同可分为毛细血管瘤、海绵状血管瘤、血管内皮细胞瘤和毛细血管瘤4型。肝血管瘤多无症状，较大者可有上腹闷胀、肝区隐痛等症状，可发生破裂出血。

【超声表现】

肝内见圆形、椭圆形或分叶状占位性病灶，边界清晰，轮廓规则。

肝血管瘤回声类型多样，常见以下类型：

（1）高回声型：最常见，边界清晰，内部回声均匀，呈浮雕状，其间可见呈筛状的小无回声区（图5-3-6）。

（2）等回声型：边界清晰，周边回声稍增强，内部回声与周围肝组织相同，且十分均匀。

（3）低回声型：边界清晰，周边常见高回声带状结构环绕，内部为低回声，分布均匀。

（4）混合型：多为较大的肝血管瘤，边界清晰，内部回声强弱不等，呈筛孔状或蜂窝状。

彩色多普勒成像可见血管瘤内血窦血流速度缓慢，大多数血管瘤内部及周围不能探及血流信号。

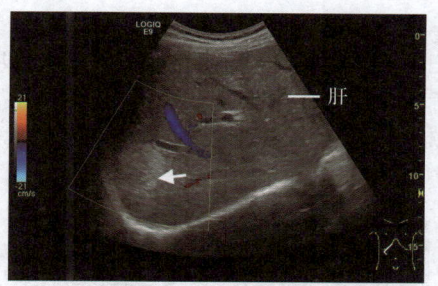

图5-3-6 肝血管瘤

【鉴别诊断】

需与原发性肝癌、肝转移癌鉴别。

（五）原发性肝癌

【病因及临床表现】

原发性肝癌大多继发于肝炎后的肝硬化。患者有症状时多属中晚期，表现为腹胀、隐痛、消瘦等，也可有黄疸、腹水及转移至其他脏器而引起的症状。

【超声表现】

1. 原发性肝癌按形态分型

（1）巨块型：病灶较大，直径＞5 cm（图5-3-7）。

（2）结节型：直径一般＜5 cm。

（3）弥漫型：肝实质弥漫性回声增粗、紊乱，部分呈结节样和不规则斑块样。

肝内为单个癌结节且最大径线＜3 cm，或肝内癌结节≤2个且2个结节最大径线之和＜3 cm者称小肝癌，大多呈低回声。单个癌结节最大径线＜2 cm者称微小肝癌。

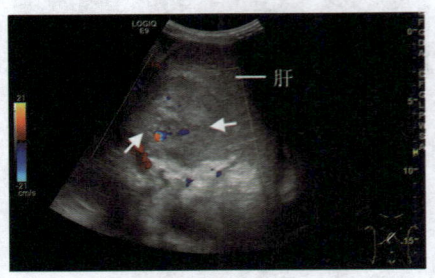

图5-3-7　原发性肝癌

2. 原发性肝癌的直接征象

（1）形态：多呈圆形或椭圆形，形态不规则。

（2）内部回声：较复杂，可分为低、高及混合回声，以低及混合回声多见，肝内也可同时出现不同回声强度的结节。内部回声不均匀，合并液化坏死者中间见无回声区，后方回声轻度增强。

（3）包膜：多数具有包膜，边界清楚，包膜完整者可出现侧壁回声失落。少数无包膜，边界不清晰。

（4）周围暗环，也称声晕，有较高诊断特异性。

（5）彩色多普勒显示病灶周边及内部有丰富血流信号，呈线状、分支状，测及动脉频谱，RI＞0.6。少数病灶内部未见血流信号。

3. 原发性肝癌的间接征象

（1）占位效应：肿瘤压迫周围组织使肝内管道结构受压变形或绕行，管径变细，压迫肝内胆管可导致远端胆管扩张。

（2）转移征象：原发性肝癌经门静脉系统在肝内播撒，易侵犯门静脉分支形成癌栓，导致门静脉主干栓塞引起门静脉高压，或形成肝静脉、下腔静脉癌栓；也可经淋巴转移引起肝门、胰周、主动脉旁、腹膜后及锁骨上淋巴结肿大；还可直接蔓延至附近脏器或膈肌，发生腹腔种植或远处转移等。

（3）肝硬化：约80%的患者伴不同程度的肝硬化，肝实质回声呈网格样增强、增粗，门静脉增宽，肝静脉变细，出现脾大、腹水等。

【鉴别诊断】

需与肝血管瘤、肝脓肿、转移性肝癌鉴别。

转移性肝癌：癌灶常多发，可有牛眼征，并有原发性肿瘤存在。

（六）转移性肝癌

【病因及临床表现】

全身肿瘤均可向肝脏转移，尤以消化道和盆腔肿瘤多见，多经门静脉、肝动脉或淋巴管转移至肝内，也可直接蔓延侵犯肝脏。

【超声表现】

（1）肝脏增大，形态失常。

（2）肝内常出现多个结节，其回声类型根据原发病灶不同而呈多样化，常见类型有低回声型、高回声型、等回声型、混合回声型，可见特征性的牛眼征、靶环征（图5-3-8）。

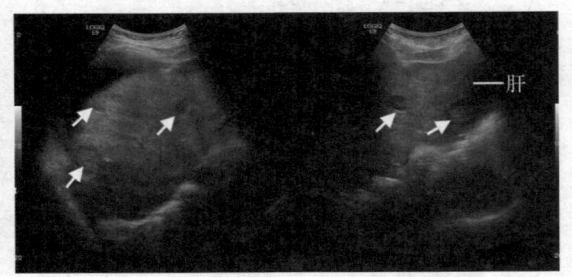

图5-3-8 转移性肝癌

【鉴别诊断】

需与原发性肝癌、肝血管瘤鉴别。

（七）肝脏外伤

【病因及临床表现】

有外伤史，闭合性肝外伤分为真性肝破裂、肝包膜下血肿和肝中央型破裂。临床表现为右上腹痛，可有右肩放射痛，伴恶心、呕吐、口渴。

【超声表现】

（1）真性肝破裂：肝包膜回声不光滑，连续性中断，并见无回声区或低回声区向肝周间隙或腹腔内延伸，肝前、肝肾间隙、肝脏周围或腹盆腔可探及游离无回声区。

（2）肝包膜下血肿：肝包膜与肝实质之间出现梭形、新月形或不规则形无回声区，边界清晰，血肿后方组织回声增强（图5-3-9）。

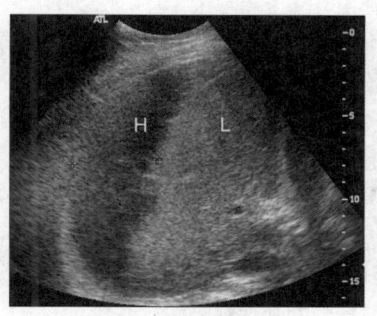

图5-3-9　肝包膜下血肿

（3）肝中央型破裂：①肝实质损伤未形成血肿时，肝实质内出现边界不清晰的低或无回声区；②形成血肿后，低或无回声区边界清晰，其内可见条索状回声，也可见稍高回声的血块。

【鉴别诊断】

需与肝内肿瘤坏死、液化及肝脓肿鉴别。

（1）肝内肿瘤坏死、液化：有肿瘤病史，无外伤史或肝穿刺史。

（2）肝脓肿：可根据有无外伤史加以鉴别。

第四节　常见胆囊及胆道疾病的超声表现

一、胆囊结石

【病因及临床表现】

胆囊结石和慢性胆囊炎互为因果，多表现为右上腹不适，也可无症状。当胆囊结石嵌顿或合并急性胆囊炎时，可出现胆绞痛发作。

【超声表现】

胆囊结石的典型表现为胆囊内一个或多个强回声团，后方伴有声影，可随体位改变移动（图5-4-1）。具备上述表现，诊断即可确立。

胆囊结石的其他表现：

（1）充满型结石：胆囊轮廓不清，体积缩小，胆囊区出现弧形强回声，后伴声影。

（2）泥沙型结石：胆囊后壁见强回声点聚集成堆，后方伴声影，移动可变形。

（3）胆囊颈部结石：位于胆囊颈管内，多合并胆囊肿大和胆泥形成。

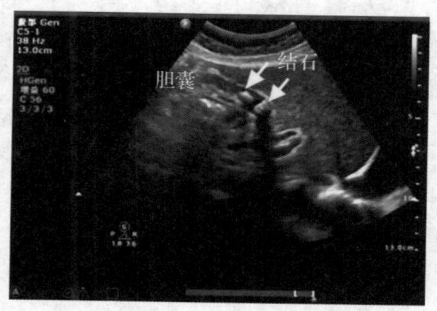

胆囊腔内强回声团伴声影

图5-4-1　典型胆囊结石

【鉴别诊断】

需与胆囊息肉、胆囊内回声伪像鉴别。

（1）胆囊息肉：不随体位改变移动。

（2）胆囊内回声伪像：可多切面扫查以鉴别。

此外，泥沙型结石应与胆囊内炎性沉积物及黏稠胆汁鉴别，胆囊内炎性沉积物颗粒小、回声弱、无声影、移动缓慢，而黏稠胆汁多有长期禁食或胆道梗阻病史，墨菲征阴性。

二、急性胆囊炎

【病因及临床表现】

急性胆囊炎是胆囊管受到细菌感染并梗阻而引起的炎症病变，90%以上由结石引起。主要临床表现为右上腹持续性疼痛伴阵发性加剧，还可有发热、黄疸等症状。

【超声表现】

（1）胆囊肿大：前、后内径常＞40 mm。

（2）胆囊壁增厚：胆囊壁增厚＞3 mm，呈强回声，可出现间断或连续的弱回声带，形成胆囊壁的双边征（图5-4-2）。当胆囊穿孔时，肿大的胆囊会突然变小且胆囊壁连续性中断，周围出现局限性积液。

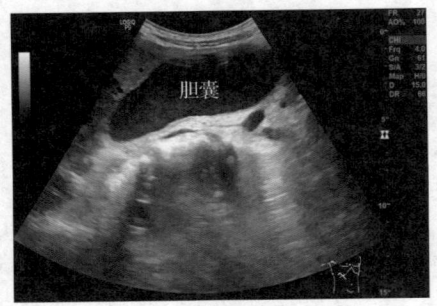

图5-4-2 急性胆囊炎

（3）胆汁浑浊：胆囊内充满稀疏或粗大的絮状回声，无声影，可移动。

（4）超声墨菲征阳性。

（5）胆囊周围炎：胆囊轮廓模糊不清，周围出现局限性积液。

【鉴别诊断】

需与胆囊肿大、胆囊壁增厚、黏稠胆汁鉴别。

（1）胆囊肿大：胆囊壁无增厚。

（2）胆囊壁增厚：胆囊无明显增大，墨菲征阴性。

（3）黏稠胆汁：多有长期禁食或胆道梗阻病史，墨菲征阴性。

三、慢性胆囊炎

【病因及临床表现】

慢性胆囊炎常由急性胆囊炎反复发作演变而来，多合并胆石，为炎症和结石慢性刺激的结果。大多有胆绞痛病史，可有腹胀、嗳气和厌油等消化不良症状。

【超声表现】

（1）慢性胆囊炎早期时，胆囊壁稍增厚，欠光滑（图5-4-3）。发展至后期，胆囊腔可明显缩小，病情较重时胆囊壁毛糙、增厚，不光滑；严重者胆囊萎缩，胆囊腔完全消失。

（2）胆囊腔内多可见一个或多个强回声团，后方伴声影，可随体位改变移动。如胆囊明显萎缩，强回声团可不随体位改变移动。

（3）脂餐试验示胆囊收缩功能差或无功能。

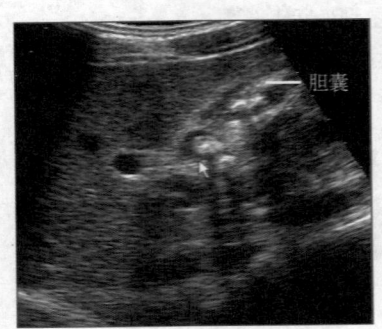

胆囊

图5-4-3 慢性胆囊炎

【鉴别诊断】

需与厚壁型胆囊癌、胆囊腺肌增生症鉴别。

（1）厚壁型胆囊癌：胆囊壁不均匀增厚，黏膜面不规则。

（2）胆囊腺肌增生症：胆囊壁内可见圆形小无回声区，胆囊腔内少见胆屑样回声，脂餐试验示胆囊收缩功能亢进。

四、胆囊息肉样病变

【病因及临床表现】

胆囊息肉样病变又称为胆囊隆起样病变，是胆囊壁向胆囊腔内突起性病变的总称，主要包括胆固醇性息肉、腺肌增生症、腺瘤性息肉、炎性息肉等。

【超声表现】

可有胆囊内壁上局部突出的异常回声，不随体位改变移动，后方不伴声影。胆固醇性息肉大小一般＜10 mm，常多发，以高回声多见，基底部较窄或带细丝状蒂，表面呈桑葚状或颗粒状（图5-4-4）。腺瘤性息肉大小可＞10 mm，以单发性和等回声多见，表面平整光滑，一般无桑葚状特征，基底

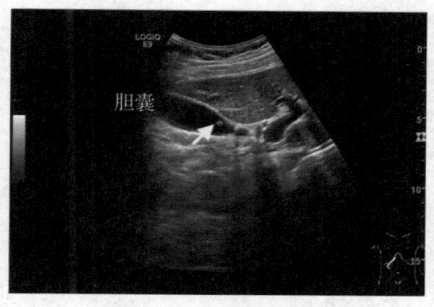

图5-4-4　胆囊息肉样病变

部较宽，也可带蒂。炎性息肉少见，常多发，基底宽，无蒂，多合并胆囊炎、胆囊结石。

【鉴别诊断】

需与胆囊癌、胆囊颈粗大皱襞鉴别。

（1）胆囊癌：形态不规则，内部回声不均匀，基底部较宽，彩色多普勒示病灶内部有粗大且不规则的血流信号。

（2）胆囊颈粗大皱襞：可多切面、多体位观察以鉴别。

五、胆囊癌

【病因及临床表现】

胆囊癌常合并胆囊结石、慢性炎症，早期无特殊症状和体征，晚期表现为腹痛、黄疸、消瘦及消化道症状。

【超声表现】

（1）息肉型：大小常＞10 mm，呈乳头状或结节状突出于胆囊腔内，基底部较粗，直接与胆囊壁相连，可带蒂，内部回声均匀，表面平滑。

（2）肿块型：表现为胆囊壁上基底部较宽的实性肿块，或局部隆起突向腔内伴胆囊壁局部增厚（图5-4-5）。

（3）厚壁型：胆囊壁弥漫性或大部分不均匀、

不规则增厚。

（4）弥漫型：胆囊全部被实性肿瘤占据，以致胆囊腔消失，胆囊肿大且轮廓不规则，肿瘤内部回声粗杂混乱，高、低回声相间，可合并强回声团伴声影。

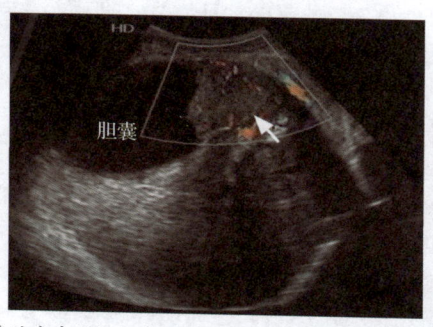

胆囊腔内实性低回声团，正常胆囊腔消失；CDFI示内部有丰富的彩色血流信号

图5-4-5　胆囊癌

【鉴别诊断】

（1）息肉型胆囊癌应与良性胆囊息肉样病变鉴别，当后者为单发病灶、回声偏低、大小在10 mm左右时，欲明确诊断较困难。

（2）肿块型胆囊癌应与稠厚的胆泥相鉴别，后者改变体位时可移动，超声造影无增强。

（3）厚壁型胆囊癌壁应与慢性胆囊炎鉴别，仔细观察胆囊内壁、外壁层次及壁内回声。

六、胆管结石

【病因及临床表现】

胆管结石是临床较常见的引起梗阻性黄疸的原因。根据结石部位不同可以分为肝内胆管结石和肝外胆管结石。

【超声表现】

1. 肝内胆管结石

（1）胆管内强回声团伴后方声影，与胆管壁分界清楚，沿胆管走向分布。

（2）强回声团以上的小胆管扩张。

2. 肝外胆管结石

（1）结石位于肝外胆管或左、右胆管者，远端胆管多扩张，肝外胆管壁增厚，回声增强。

（2）强回声团后方伴声影（图5-4-6）。

【鉴别诊断】

需与肝内钙化灶、胆道积气鉴别。

（1）肝内钙化灶：主要根据其发生部位进行鉴别。钙化灶多位于非胆管行程区内，如位于肝实质近肝边缘、肝静脉旁，无门静脉伴行。

（2）胆道积气：强回声带伴彗星尾征，形态不固定，且多有胆道手术病史。

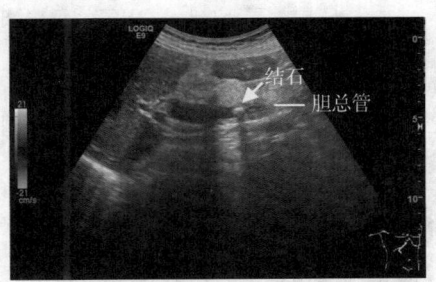

图5-4-6　肝外胆管结石

第五节　常见胰腺疾病的超声表现

一、急性胰腺炎

【病因及临床表现】

急性胰腺炎是常见的急腹症之一。起病急，进展快，主要表现为急性腹痛、发热、血和尿淀粉酶升高。根据病理形态和病变严重程度，可分为急性水肿性胰腺炎和急性出血坏死性胰腺炎。

【超声表现】

1. 急性水肿性胰腺炎

（1）胰腺弥漫性肿大，形态饱满（图5-5-1），以前、后径增大为主。少数局限性肿大者，多见胰头和胰尾肿大。

（2）胰腺实质回声减弱，呈均匀分布的细小回声，后方回声增强。

（3）胰腺周围可见少量无回声区。

（4）急性胰腺炎后偶可出现胰腺脓肿，胰腺轮廓不清，内部呈不均匀混合回声。

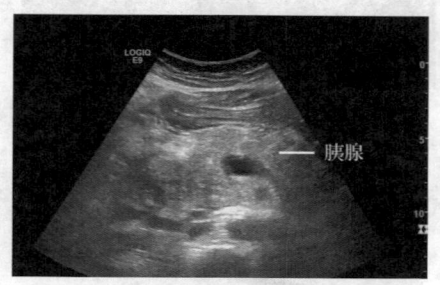

胰腺明显肿大

图5-5-1　急性水肿性胰腺炎

2. 急性出血坏死性胰腺炎

（1）胰腺肿大，边缘不规则，边界不清晰。胰管不扩张，或轻度扩张达3 mm。

（2）内部回声增强、增粗，分布不均匀，可见粗大的强回声斑或无回声等。

（3）胰腺周围可出现积液、积脓或假性囊肿。

（4）其他间接征象有腹水、胸腔积液、肠腔扩张等。

【鉴别诊断】

局限性肿大的急性胰腺炎需与胰腺癌、慢性胰腺炎急性发作鉴别。

（1）胰腺癌：为低回声，轮廓不清晰，边缘不整齐，内部回声不均匀，再结合病史及淀粉酶检查即可鉴别。

（2）慢性胰腺炎急性发作：慢性胰腺炎急性发作时回声粗大、增强，分布不均匀，可有胰腺结石、胰管不规则扩张、胰腺边缘不整齐及合并假性囊肿等。

二、慢性胰腺炎

【病因及临床表现】

胰腺实质反复性或持续性的炎症病变即为慢性胰腺炎，临床表现为腹痛、腹泻或脂肪泻、消瘦及营养不良等。

【超声表现】

（1）约50%的患者胰腺大小正常，其余表现为胰腺轻度肿大、部分或局部性肿大，或胰腺缩小。

（2）二维超声显示胰腺形态僵硬，轮廓不清晰，边缘不规则，与周围组织分界不清。

（3）胰腺实质回声增强，分布不均匀，可见点状、条索状高回声或点状、簇状、斑片状高回声区，部分伴声影。

（4）主胰管可不规则扩张，常＞3 mm，胰管呈不规则扩张，管腔粗细不均匀，或呈不规则的节段性扩张和狭窄、不平直或弯曲或呈囊状（图5-5-2）。

（5）胰腺结石，常见于钙化型慢性胰腺炎，为点块状强回声，后方伴声影，对慢性胰腺炎有确诊价值。

（6）可形成胰腺假性囊肿，胰腺实质或周围出现不规则无回声区，囊壁较厚，边界模糊，内可见弱回声。

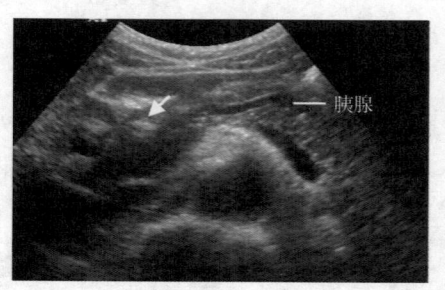

胰腺腺体回声增强，内可见多个小结石（箭头处）

图5-5-2　慢性胰腺炎

【鉴别诊断】

局限性肿大的慢性胰腺炎应与胰腺癌、正常老年胰腺鉴别。

（1）胰腺癌：边界不整齐，周围有浸润现象，但胰腺其他部分正常，无急性胰腺炎及慢性胰腺炎反复发作病史。鉴别困难时可穿刺活检来确诊。

（2）正常老年胰腺：胰腺组织回声增强，但胰腺形态正常，边界清晰，内部回声均匀、细腻。

三、胰腺癌

【病因及临床表现】

按肿瘤生长部位可将胰腺癌分为胰头癌、胰体癌、胰尾癌和全胰癌，其中胰头癌最常见。胰腺癌早期可无症状或症状不典型，患者就诊时多已属晚期，临床表现为黄疸、食欲不振、腹痛、体重减轻及顽固性腰背疼痛等。

【超声表现】

1. 直接征象

（1）胰腺形态与大小：多数在肿块相应部位的胰腺局部肿大、膨出，呈弧形、结节形或不规则形。弥漫型胰腺癌表现为胰腺弥漫性肿大，形态失常，内部回声粗细不均。

（2）肿块形状与回声：类圆形或不规则形，边界欠清晰，无包膜（图5-5-3）。肿块常呈蟹足样向周围组织浸润。

（3）胰管：可不同程度地不规则扩张。

2. 间接征象

（1）胆道系统扩张：梗阻部位以上的胆管扩张，包括胆总管、左右肝管，胆囊增大。

（2）转移征象：可见肝转移灶，腹膜后淋巴结肿大。

（3）侵犯周围血管：肿块可包绕、侵犯周围血管。

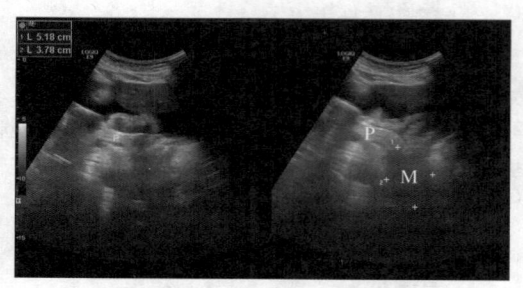

P：胰腺　　M：胰尾部低回声占位

图5-5-3　胰腺癌

【鉴别诊断】

需与胰腺囊腺瘤（癌）、胰岛细胞瘤、腹膜后肿瘤鉴别。

（1）胰腺囊腺瘤（癌）：多发生于胰腺体尾部，多房性囊性肿块，呈蜂窝状结构，囊壁上可见乳头状实性回声，肿块内血流较丰富，胰管扩张少见。

（2）胰岛细胞瘤：为类圆形低回声肿块，体积较小，瘤体回声较胰腺癌高，胰管无明显扩张，瘤体内血流多丰富，临床表现为阵发性低血糖，在静脉注射葡萄糖液后症状可迅速缓解。

第六节　常见脾脏疾病的超声表现

一、脾大

【病因及临床表现】

各种充血性疾病、感染性疾病、寄生虫病、血液性疾病、代谢性疾病、结缔组织病等可引起脾脏血流受阻而瘀血、纤维化、肿大。一般无自觉症状。

【超声表现】

1. 脾大的标准

有下列条件之一者应考虑脾大：

（1）成年男性、女性脾脏厚径分别＞40 mm和＞38 mm，同时吸气后脾脏下缘超过肋缘线。

（2）成年人脾脏最大长径＞120 mm。

（3）婴幼儿和儿童脾脏长径超过正常同龄组建议上限值或脾/左肾径长比值＞1.25。

2. 超声检查中脾大程度的判断

（1）轻度脾大：脾脏各径线超声测量值稍增

大，形态大致正常，仰卧位平静呼吸时脾脏下极不超过肋缘线，深吸气时不超过肋缘30 mm。

（2）中度脾大：脾脏各径线明显增大，形态失常，仰卧位时脾脏下极向下超出肋缘30 mm，但未超过脐水平，也未造成邻近器官压迫移位。

（3）重度脾大：脾脏各径线进一步增大，形态明显失常，脾门切迹消失，平静吸气时脾脏下缘超过脐水平或前正中线，产生邻近器官被压迫征象。

3. 脾脏内部

脾实质内部回声可无明显改变，或轻度均匀性或欠均匀性增强。

4. 脾静脉及其属支

脾静脉内径正常或增宽。瘀血性脾大者，脾静脉扩张、迂曲，内径＞8 mm（图5-6-1）。

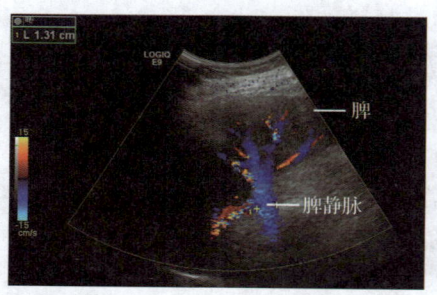

脾脏明显增大，CDFI示脾静脉增宽

图5-6-1　脾大

【鉴别诊断】

需与脾脏周围器官肿瘤鉴别。腹膜后巨大肿物、左肝肿瘤、左肾和横结肠肿瘤压迫脾脏可导致脾移位不能显示，而占据脾区的肿瘤会被误认为脾脏。

二、脾外伤

【病因及临床表现】

脾脏血供非常丰富，但质地脆弱，可发生自发性和外伤性破裂。根据脾损伤的部位、范围、程度不同，脾破裂可分为3种类型：中央型脾破裂、包膜下脾破裂、真性脾破裂。脾破裂的临床表现与破裂类型、失血量和失血速度及伴发伤有关。

【超声表现】

（1）中央型脾破裂：脾外形不同程度增大，脾包膜完整，轻者表现为脾实质内部回声分布不均匀，范围较局限；重者表现为脾实质内单发或多发的不规则形低回声区或无回声区，边缘不光整，内部回声分布不均匀。

（2）包膜下脾破裂：脾包膜回声连续性好，脾实质边缘与包膜之间可见半月形或不规则形无回声区或低回声区，不随呼吸运动或体位改变而变化（图5-6-2）。

（3）真性脾破裂：①直接征象：脾包膜回声连续性中断，边缘不光整，多可见脾门处或膈面脾实质内不规则形无回声区或低回声区，可延伸至脾包膜破裂处。②间接征象：可见脾周围积液和腹腔游离积液，是脾脏损伤较为可靠的表现。

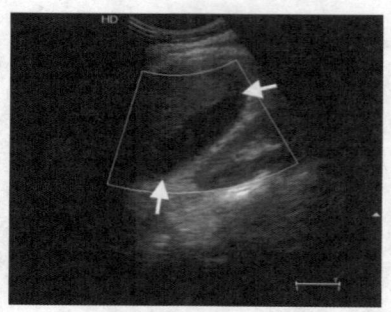

图5-6-2　包膜下脾破裂

【鉴别诊断】

需与脾内囊肿伴感染、脾分叶畸形鉴别。

（1）脾内囊肿伴感染：囊肿形态规则，边界清晰，后方回声常增强，囊腔内可见密集的点状回声漂浮。结合外伤史和声像图的动态变化，可与脾破裂相鉴别。

（2）脾分叶畸形：脾可见切迹，为自脾表面向内延伸的裂缝状带状回声，脾外形呈分叶状，脾实质内部回声未见明显异常，腹腔、盆腔未见明显积液，结合病史、动态观察便可鉴别。

第七节　常见其他消化系统疾病的超声表现

一、阑尾炎

【病因及临床表现】

阑尾炎是由多种因素引起的阑尾炎性改变，急性阑尾炎临床症状为发热、转移性右下腹痛、呕吐等，实验室检查白细胞计数、中性粒细胞增高。

【超声表现】

（1）阑尾增粗，外径成年人≥7 mm、儿童≥6 mm，阑尾壁增厚≥3 mm。

（2）阑尾纵切面为盲管状，盲管另一端与盲肠相连。

（3）阑尾腔内可见强回声团，后伴声影，为粪石。

【鉴别诊断】

需与妇科疾病如盆腔炎、宫外妊娠、黄体囊肿破裂及右侧输尿管结石鉴别。

（1）妇科疾病如盆腔炎、宫外妊娠、黄体囊肿破裂：患者多为育龄妇女，其中宫外妊娠者有停经史，hCG阳性，但无转移性右下腹痛。

（2）右侧输尿管结石：多为绞痛，尿常规可见红细胞。

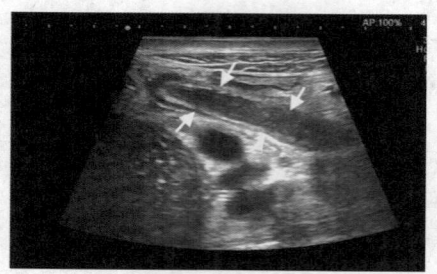

图5-7-1　阑尾炎

二、肠套叠

【病因及临床表现】

肠套叠是常见的小儿外科急症，为一段肠管套入相连接的另一段肠管内。主要临床表现是腹痛、呕吐、血便、腹部包块。

【超声表现】

沿肠管长轴可见套筒征，局部呈多层低回声和相间的中等回声。短轴呈同心圆征或靶环征。CDFI可显示套叠肠管壁和系膜的血流减少，肠管壁缺血坏死，没有彩色血流信号（图5-7-2）。

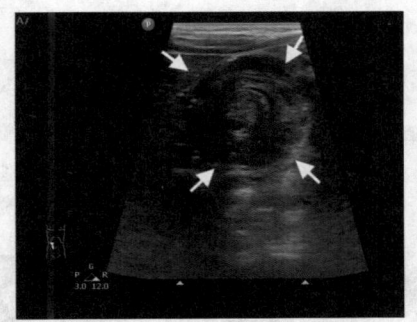

图5-7-2 肠套叠

【鉴别诊断】

需与肠道肿瘤、排空的胃窦部鉴别。

（1）肠道肿瘤：起病慢，病程较长，超声图像多表现为假肾征。

（2）排空的胃窦部：可呈同心圆征，但多为暂时性，动态观察可见其消失。

三、肠梗阻

【病因及临床表现】

肠梗阻是常见的外科急腹症之一，主要是病理原因导致的肠内容物下行障碍。最常见的原因为肠粘连和肠肿瘤。典型症状是腹胀、腹痛、呕吐、排气排便停止。

【超声表现】

（1）梗阻近端肠管明显充盈扩张，内见大量内容物。小肠梗阻时小肠内径多＞30 mm，结肠梗阻时结肠内径多＞50 mm（图5-7-3）。

（2）扩张肠管蠕动比较活跃且不规则，呈气过水征。

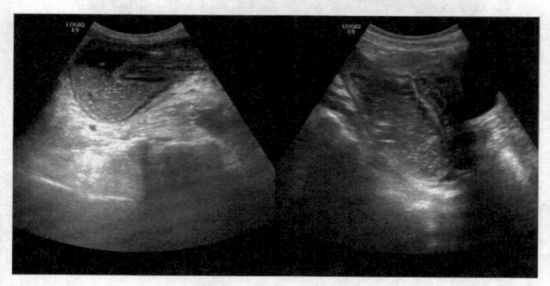

图5-7-3 肠梗阻

【鉴别诊断】

需与肠套叠、肠道肿瘤鉴别。

（1）肠套叠：多呈同心圆征。

（2）肠道肿瘤：肠壁增厚，肠腔可偏离中心，呈假肾征。

第六章 泌尿系统超声检查

第一节 超声检查方法

一、探头的选择

泌尿系统超声检查时一般选用3.5 MHz探头，体型较瘦者或儿童选用5.0 MHz探头，新生儿可选用7.5 MHz探头。

二、检查前准备

检查膀胱时需嘱患者饮水，适当充盈膀胱，其余部位无须特殊准备。怀疑有肾动脉狭窄等肾血管异常时，为减少肠气干扰，建议空腹后检查。

三、检查体位

受检者常取仰卧位、侧卧位或俯卧位。

四、观察内容

（1）观察肾脏的位置、大小、形态及包膜的连续性。

（2）观察肾脏回声、皮髓质厚度及分界，肾内有无占位性病变，以及病变的部位、大小、形态、边界、内部回声及其与周围组织的关系等。

（3）观察输尿管走形是否迂曲，有无扩张及扩张的程度和部位。

（4）观察膀胱壁的光滑度、完整性及连续性，以及膀胱腔内有无异常回声等。

第二节　正常肾脏、输尿管、膀胱超声表现

一、肾脏

肾脏是人体中成对的实质性器官，左右各一，分别位于脊柱两侧并贴于腹后壁。正常成人肾长径 $10 \sim 12$ cm，宽径 $4.5 \sim 5.5$ cm，厚径 $3 \sim 5$ cm。肾动脉、肾静脉、肾盂及神经和淋巴管等出入肾脏的凹陷处称为肾门。肾脏由肾实质及肾窦组成，肾实质又可分为肾皮质和肾髓质。肾实质厚度为 $1 \sim 2$ cm，肾皮质厚度为 $0.5 \sim 1.2$ cm。

二、输尿管

输尿管起于肾盂，止于膀胱三角区，全长 $20 \sim 30$ cm，管径 $0.4 \sim 0.5$ cm。全程分为上、中、下 3 段，共有 3 个狭窄，第一狭窄位于肾盂与输尿管移行处，第二狭窄位于髂血管分叉处，第三狭窄位于

输尿管末端膀胱开口处。

三、膀胱

膀胱位于盆腔中部，为肌性锥体形器官，横切面声像图呈圆形或椭圆形，纵切面略呈三角形，其形态、大小、位置及壁的厚度与尿液充盈程度有关。

第三节　肾脏常见疾病超声表现

一、肾畸形

【病因及临床表现】

肾畸形属于肾脏先天性发育异常，常见的有重复肾、异位肾、融合肾、肾缺如等，患者常无明显临床症状，多于体检时发现。

【超声表现】

（一）重复肾

肾长轴切面显示肾内有两组肾窦强回声，上极肾一般因发育不良而较小（图6-3-1）；当伴有积水时可发现分离的肾盂分别与各自的输尿管相连续。彩色多普勒显示肾内两组肾动、静脉分别出入肾门。

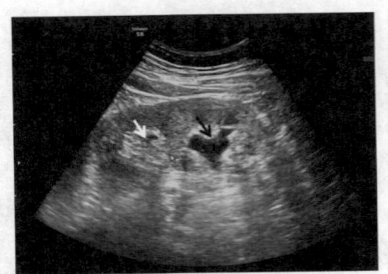

白色箭头所指为上极肾窦，黑色箭头所指为下极轻度积水的肾窦

图6-3-1 重复肾

（二）异位肾

一侧肾区扫查未见肾脏回声，于腹部其他位置发现肾脏回声（图6-3-2）。

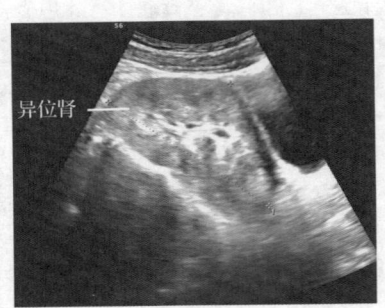

异位肾位于膀胱右侧

图6-3-2 异位肾

（三）融合肾

融合的部位不同，则超声检查表现各异。

（1）马蹄肾：肾上极或下极弯曲变窄并融合，融合处的肾窦回声基本消失。融合处多位于腹主动脉和下腔静脉前方（图6-3-3）。

（2）乙状肾：肾脏位于两侧，位置悬殊较大，通常为高位肾的下极与低位肾的上极相融合。

（3）同侧融合肾：两肾在同侧融合，仅在一侧肾区可探及较大的肾脏回声，内部见两个相互独立的肾窦回声。

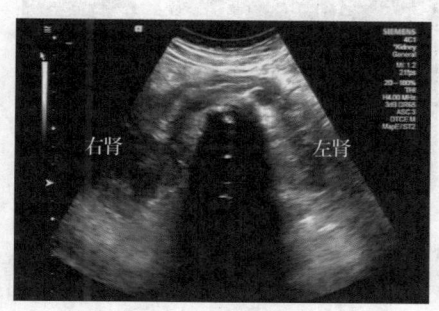

图6-3-3 融合肾

（四）肾缺如

一侧肾区未能探及肾脏回声，于腹腔或其他位置亦未能发现肾脏回声，对侧肾脏位置正常，可代偿性增大（图6-3-4）。

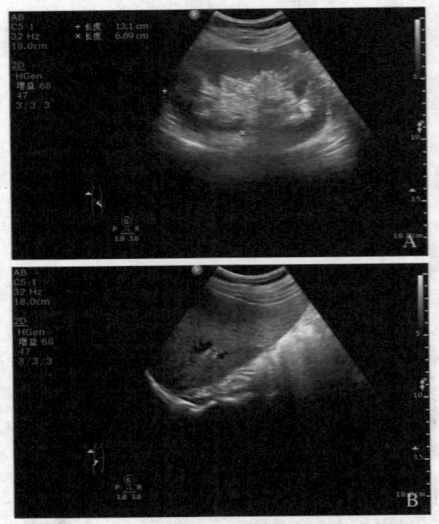

上：右肾区未见肾脏回声，下：左肾代偿性增大

图6-3-4　右肾缺如

二、肾结石

【病因及临床表现】

肾结石是泌尿外科常见疾病，由于结石所含成分不同，其大小、形态及回声也不尽相同。肾结石

的主要临床症状是腰痛、血尿、膀胱刺激征等。

【超声表现】

肾窦内可见点状或团块状强回声，后方伴或不伴声影，由于结石与肾窦紧密接触，且均为强回声，故当结石不伴有声影时容易漏诊。部分结石后方有闪彩伪像可以鉴别（图6-3-5）。

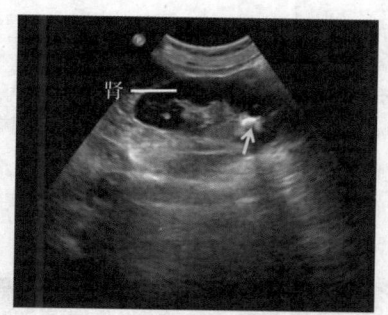

肾

图6-3-5　肾结石

【鉴别诊断】

需与钙乳性肾囊肿、肾内钙化灶鉴别。

（1）钙乳性肾囊肿：钙乳性肾囊肿囊内强回声可随体位改变而改变，而肾结石的结石位置，不随体位改变而改变。

（2）肾内钙化灶：肾内钙化灶多位于肾皮质或包膜下，而结石多位于肾窦内或肾窦边缘。

三、肾积水

【病因及临床表现】

肾积水多是由于尿路梗阻引起的，其主要临床表现为肾区胀痛，并发感染者可有发热、尿频、尿痛和血尿。

【超声表现】

肾窦回声分离，其间呈清晰无回声区。轻度肾积水时，肾脏外形多无明显改变（图6-3-6）；中度肾积水时，肾脏体积不同程度增大；重度肾积水时，声像图出现较大的无回声区，肾实质受压变薄。另外，部分肾积水患者可出现肾脏被膜下的积液。

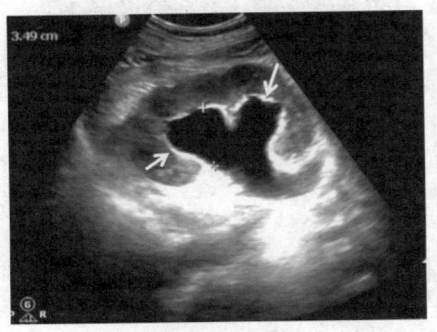

图6-3-6　肾积水

【鉴别诊断】

需与肾外肾盂、肾囊肿、多囊肾鉴别。

（1）肾外肾盂：肾外肾盂表现为肾外可见一无回声区，包膜向外突出，而肾内肾盏扩张不明显，患者往往不合并尿路梗阻且无明显临床症状。

（2）肾囊肿、多囊肾：肾积水的无回声区互相连通，肾囊肿、多囊肾的无回声区互不连通。

四、肾囊性病变

（一）单纯性肾囊肿

【病因及临床表现】

单纯性肾囊肿可分为先天性和后天获得性两种，单发或多发均可。本病多无明显临床症状，但囊肿较大时，有腰部胀痛等压迫症状，囊肿合并感染时，有发热等感染症状。

【超声表现】

肾内可见单个或多个无回声区，囊壁薄而光滑，后壁回声增强，可伴有侧壁声影，部分无回声区内可见分隔，余肾实质回声正常。彩色多普勒显示肾内无回声区周边及内部均未见彩色血流信号（图6-3-7）。

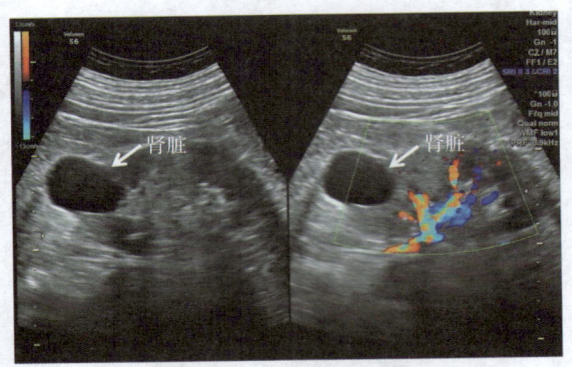

图6-3-7　单纯性肾囊肿

（二）多囊肾

【病因及临床表现】

多囊肾为发育遗传性肾脏异常疾病，约50%的患者合并有多囊肝。本病病程发展缓慢，病情较重的患者可有高血压、腰痛、血尿、腹部包块及肾功能不全等临床表现。

【超声表现】

双肾体积增大，包膜凹凸不平，肾窦回声变形或者显示不清，肾内布满无数个大小不等的类圆形无回声区，互不相通，肾实质受压变薄（图6-3-8），肾内彩色血流信号减少，肾动脉血流阻力指数可正常或增高。

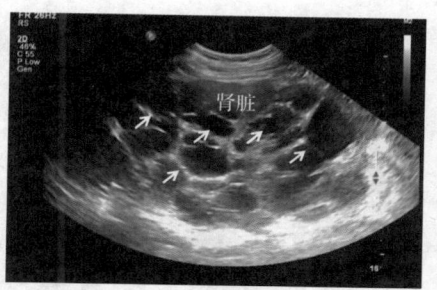

图6-3-8 多囊肾

【鉴别诊断】

需与多发性肾囊肿鉴别。

多发性肾囊肿：多囊肾残存的实质往往回声增强，而多发性肾囊肿肾实质回声正常。

（三）肾髓质囊肿

【病因及临床表现】

肾髓质囊肿又称髓质海绵肾，是一种先天性肾髓质囊性病变，多在中年发病，肾髓质囊肿缺乏特异性的临床表现，当合并感染并形成较多结石时，可出现发热、腰痛、尿急、尿频等急性尿路感染的症状，较少发展为肾衰竭。

【超声表现】

肾髓质回声明显增强，与皮质分界清晰，回声增强的肾锥体围绕肾窦呈放射状排列，双肾大小、形态及肾皮质、肾窦回声多无异常改变（图6-3-9）。

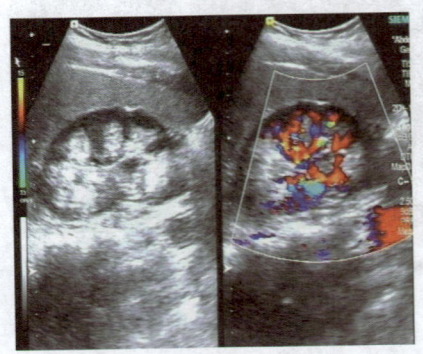

图6-3-9 肾髓质囊肿

【鉴别诊断】

需与肾钙质沉积鉴别。

肾钙质沉积：肾钙质沉积多散在分布于一个或数个肾锥体内，超声表现为肾乳头回声增强，后方伴声影。

五、肾肿瘤

（一）肾血管平滑肌脂肪瘤
【病因及临床表现】

肾血管平滑肌脂肪瘤又称为肾错构瘤，由血管、平滑肌及脂肪组织组成。患者无明显临床症状，常于体检时发现，若错构瘤发生出血，瘤体在几天内可迅速增大，患者可伴有低热、肾区胀痛等症状，血肿吸收后，肿块逐渐缩小。

【超声表现】

肾实质内可见圆形或类圆形高回声团，边界清晰，内部回声均匀（图6-3-10），肿瘤较大时，可向肾外或肾内突出，当瘤体内发生出血时，内部可出现低回声或无回声区。较大瘤体内可见少许条状血流信号，较小瘤体内往往无血流信号。

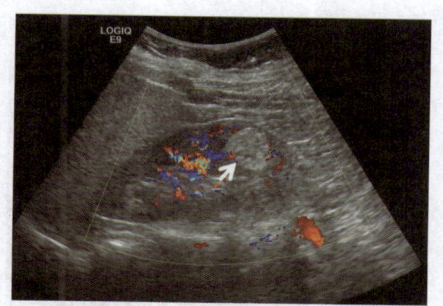

图6-3-10　肾血管平滑肌脂肪瘤

（二）肾细胞癌

【病因及临床表现】

肾细胞癌又称为肾癌，多见于老年人，最常见的病理类型为透明细胞癌，患者典型的临床表现为无痛性血尿、腹部包块，晚期可侵犯肾周组织及远处脏器，出现相应的临床表现。

【超声表现】

肾实质内可见实性不规则低回声或高回声团，可有包膜，较大者可向表面突出，瘤体较大且发生出血、坏死后内部可见不规则无回声区（图6-3-11）。肿瘤向外侵犯周围组织时，肾包膜连续性中断，肾活动度差；肾癌向内侵犯肾盂、肾盏可造成肾盂积水。肿块周边及内部往往可见分布紊乱的丰富的彩色血流信号。

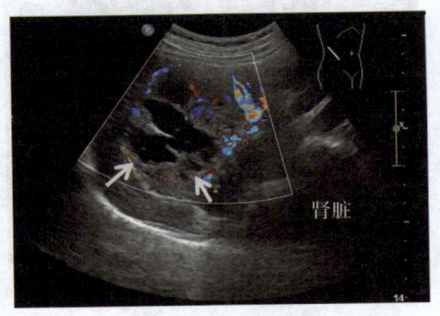

图6-3-11 肾细胞癌

【鉴别诊断】

需与肾柱肥大、肾脓肿鉴别。

（1）肾柱肥大：肥大的肾柱回声与肾实质回声

相同，且与肾实质相延续，相互之间无明显分界，彩色多普勒显示肥大肾柱内血流分布与周围肾实质相似。

（2）肾脓肿：早期肾脓肿呈边缘不规则、边界不清晰的低回声区，形成脓腔后，壁往往较厚，内部回声杂乱。

（三）肾盂癌

【病因及临床表现】

肾盂癌发病率较肾癌低，成年人多见，病理类型包括移行上皮癌和鳞状上皮癌，以前者多见，男性多于女性，血尿出现较早，多为无痛性、间歇性全程肉眼血尿。

【超声表现】

较小的肾盂癌超声不易发现，瘤体较大时于分离扩张的肾窦内可见实性不规则低回声团，边界不清晰，内部回声不均匀。彩色多普勒显示较大的低回声团，周边及内部可见较丰富的血流信号（图6-3-12）。

【鉴别诊断】

需与肾盂内血凝块鉴别。

肾盂内血凝块：较小的血凝块可随患者体位改变而移动，而肾盂癌不可移动，另外血凝块内无血流信号分布亦可与肾盂癌相鉴别。

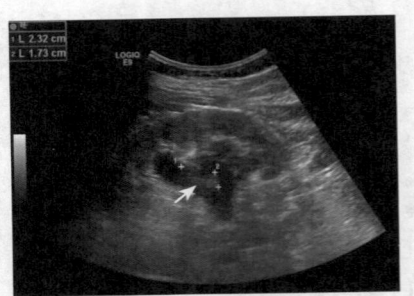

图6-3-12 肾盂癌

第四节　输尿管常见疾病超声表现

一、输尿管结石

【病因及临床表现】

输尿管结石由肾结石下移至输尿管内所致，结石多停留在输尿管狭窄处。临床表现为血尿及阵发性剧烈绞痛或钝痛，进一步发展可出现肾盂积水及输尿管积水。

【超声表现】

输尿管管腔内可见点状或团块状强回声（图6-4-1），后方伴声影，同侧肾内常可见强回声团块。彩色多普勒显示强回声团块后方可见闪彩伪像。

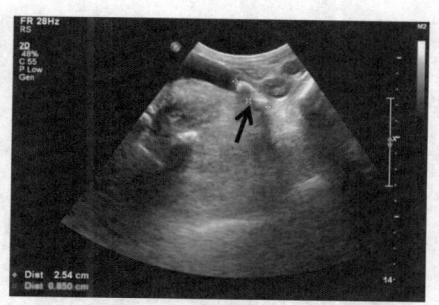

图6-4-1　输尿管结石

二、输尿管末端囊肿

【病因及临床表现】

输尿管末端囊肿分为先天性及后天性，后天性输尿管末端囊肿是由于输尿管狭窄或开口处周围炎症等导致尿液长时间排出受阻而形成。患者多无症状，常于体检时发现。

【超声表现】

输尿管末端膀胱开口处可见类圆形或条形囊状无回声区（图6-4-2），动态观察，可见囊状结构喷尿时变小，喷尿后逐渐增大。

【鉴别诊断】

需与膀胱憩室鉴别。

膀胱憩室：为向膀胱轮廓外突出的囊袋状结

构，憩室内无回声区与膀胱腔相通，囊壁与膀胱壁相延续，膀胱充盈时，囊状结构增大，排尿后变小或消失。

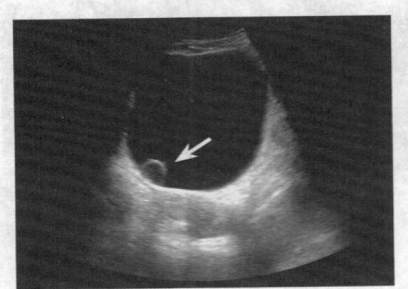

图6-4-2　输尿管末端囊肿

第五节　膀胱常见疾病超声表现

一、膀胱结石

【病因及临床表现】

膀胱结石发生率男性高于女性，多见于老年人和小儿，膀胱结石可以在膀胱内产生，也可以来自肾脏和输尿管。临床表现为排尿突然中断、尿痛、尿频、尿急、血尿。

【超声表现】

膀胱腔内可见单个或多个团块状或弧形强回声，

后方伴声影，其位置可随患者体位改变而移动。彩色多普勒显示结石后方可见闪彩伪像（图6-5-1）。

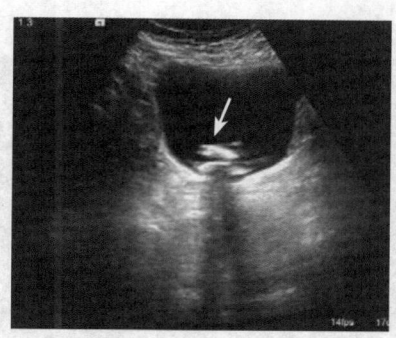

膀胱腔内可见弧形强回声团，改变体位后强回声团位置发生改变

图6-5-1　膀胱结石

二、膀胱憩室

【病因及临床表现】

膀胱憩室是指膀胱内压力过高或膀胱肌壁发育不良使膀胱壁局部向外形成的囊袋样膨出。患者一般无明显临床症状，膀胱憩室合并结石、穿孔、肿瘤时可出现相应的临床表现。

【超声表现】

膀胱壁局部可见囊袋样无回声区凸向正常膀胱

轮廓之外，并与膀胱腔相通，且囊壁与膀胱壁相延续（图6-5-2），膀胱排空后可见囊袋样无回声区变小甚至消失。

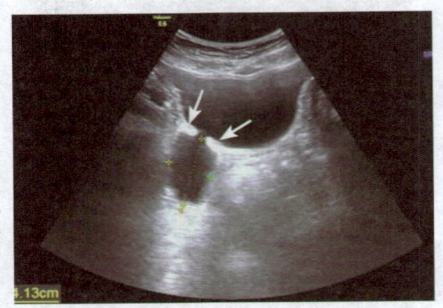

图6-5-2　膀胱憩室

三、膀胱凝血块

【病因及临床表现】

膀胱凝血块是指肾、输尿管病变出血或膀胱炎、膀胱肿瘤出血在膀胱腔内沉积而形成的团块状或条絮状物质，临床表现为肉眼血尿或尿中带血块及膀胱刺激症状。

【超声表现】

充盈的膀胱腔内见不规则形团块状或絮状低回声团或中强回声团，内部回声不均匀，与膀胱壁分界清晰，可随体位改变而移动。彩色多普勒显示膀胱腔内低或中强回声团内无血流信号（图6-5-3）。

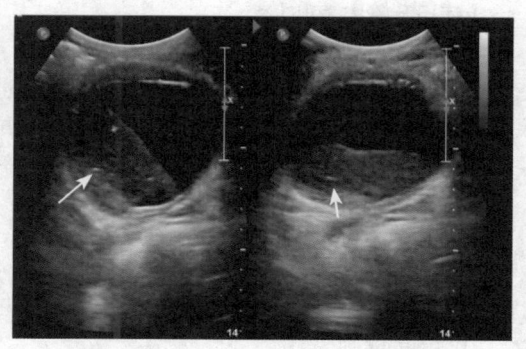

左：膀胱内可见不均匀高回声团，右：改变体位后膀胱内不均匀回声团位置发生移动

图6-5-3　膀胱凝血块

【鉴别诊断】

需与膀胱癌、局灶性腺性膀胱炎鉴别。

（1）膀胱癌：瘤体与膀胱壁相连，膀胱壁结构回声模糊、连续性中断，肿块位置不随体位改变而移动，彩色多普勒显示瘤体内部有血流信号。

（2）局灶性腺性膀胱炎：膀胱壁局限性增厚，增厚的膀胱壁可见结节样隆起，结节样隆起不随体位改变而移动。

四、膀胱癌

【病因及临床表现】

膀胱癌最常见移行上皮乳头状癌，男性多于女性，膀胱三角区多见。早期临床症状多为间歇性发作的无痛性全程肉眼血尿，晚期可出现尿频、尿急、尿痛及排尿困难等症状。

【超声表现】

膀胱腔内可见实性回声团，边缘毛糙，内部回声不均匀，基底较宽，与膀胱壁分界不清晰，实性回声团内出血、坏死时，内部可见不规则形低回声区、无回声区或强回声钙化灶，瘤体不随患者体位改变而移动。彩色多普勒显示肿块基底部可见丰富的彩色血流信号（图6-5-4）。

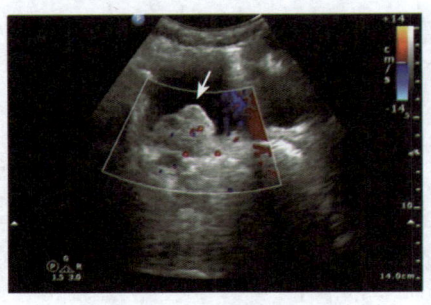

图6-5-4 膀胱癌

【鉴别诊断】

需与前列腺增生、膀胱壁小梁鉴别。

（1）前列腺增生：前列腺增生凸向膀胱时，增生肿块表面光滑，多角度观察可发现肿块与前列腺回声连续，膀胱壁连续性完整，彩色多普勒显示肿块内的血流信号来源于前列腺。

（2）膀胱壁小梁：常为多发性，环绕膀胱壁周围分布，大小相似，横切面呈圆隆状，纵切面呈条状。

第七章　妇产科超声检查

第一节　妇产科超声的检查方法

一、仪器

选用具备彩色多普勒的超声诊断仪及适用于不同检查方法的探头。三维超声对检测及鉴别胎儿畸形有较大帮助。

二、检查准备及方法

1. 经腹部超声扫查

（1）孕中晚期无须特别准备，如需观察胎盘与宫颈关系、宫颈长度及孕早期时则需适度充盈膀胱。

（2）患者取仰卧位，暴露下腹部。①子宫附件检查：先行纵切扫查，向左、右两侧扫查以确定子宫位置、回声等；再行横切扫查，由下往上依次显示阴道、子宫颈及宫体各段的横切面（或由上往下）。②产科检查：首先确定胎儿数量、胎方位，然后依次观察胎儿头面部、脊柱、躯干、四肢、羊水、胎盘、脐带、子宫、子宫颈等，并进行相关测量。20～24周为检查胎儿解剖结构和筛查胎儿畸形的最佳时期。

2. 经阴道超声扫查

（1）患者需提前排空膀胱，重症患者必要时可予导尿。

（2）受检者取膀胱截石位。检查者先行纵切扫查，再行横切扫查，以确定子宫及卵巢的位置、大小等。

3. 直肠超声扫查

检查准备及方法同经阴道超声扫查。

4. 经会阴超声扫查

（1）检查准备同经阴道超声扫查。

（2）受检者取膀胱截石位。检查者先行纵切扫查，再行横切扫查，以确定尿道、阴道、直肠的位置、形态及相邻关系等。

第二节　正常子宫、卵巢声像图及正常值

一、正常子宫声像图特征

1. 二维超声

（1）子宫体：纵切扫查时子宫体呈倒置梨形，子宫浆膜层呈光滑的强回声带，肌层呈中低回声。

（2）子宫内膜：其回声及厚度随月经周期的变化而变化。正常月经周期变化如下：①卵泡早期

呈线状中等回声；②卵泡晚期表现为"三线两区"征；③排卵期"三线两区"更加清晰；④黄体早期回声增强，"三线"可区分但模糊；⑤黄体晚期呈梭状高回声，"三线"消失。

（3）子宫颈：回声较宫体略高。测值标准见表7-2-1。

表7-2-1　正常子宫超声测值标准

mm

项目		未产妇	经产妇	绝经期妇女
子宫体纵径	均值	50.7	57.3	44.8
	范围	41.3 ~ 60.1	50.7 ~ 69.3	32.7 ~ 56.9
子宫体横径	均值	51.7	57.3	44.1
	范围	42.9 ~ 60.5	46.9 ~ 67.7	33.9 ~ 54.3
子宫体前后径	均值	35.6	42.5	30.0
	范围	26.2 ~ 45.0	32.5 ~ 52.5	1.95 ~ 45.4
子宫颈长度	均值	22.8	23.9	13.9
	范围	16.1 ~ 28.5	15.9 ~ 31.9	11.9 ~ 27.1

2. 彩色多普勒血流显像

（1）子宫体：正常子宫浆膜层和黏膜层无明显彩色血流，肌层内彩色血流分布不定。

（2）子宫动脉：可探及短分支状彩色血流。

（3）子宫颈：无明显彩色血流信号。

3. 脉冲多普勒超声显像

（1）子宫动脉多普勒波形特征：其波形随年龄及月经周期而变化。

（2）子宫动脉多普勒血流指数的正常值范围：①随月经周期变化时，卵泡期各数值较高，黄体期降低。②妊娠期：子宫动脉阻力在妊娠期较非妊娠期下降。③绝经期：子宫动脉阻力上升。

二、正常卵巢声像图特征

1. 二维超声

正常卵巢呈椭圆形，大小约40 mm × 30 mm × 20 mm，位于髂血管内侧。卵巢表面的生发上皮及白膜呈光滑的线状回声，皮层内卵泡无回声，髓质呈中低回声。

（1）卵泡期早期：卵巢回声偏低，皮质内充满小卵泡。

（2）卵泡期晚期：随着卵泡的生长发育，卵巢内可探及一由小变大的无回声区，且于排卵前达到最大。

（3）黄体早期：排卵后卵泡塌陷，边缘不规则、边界模糊，内部可见光点。

（4）黄体晚期：黄体形成后呈中等偏强回声，与小卵泡并存。

2. 彩色多普勒血流显像

黄体形成后可在其周边探及环状或半环状彩色血流。

3. 脉冲多普勒超声显像

（1）卵巢动脉多普勒波形特征：呈单峰形或双峰形。

（2）卵巢动脉多普勒血流指数的正常值范围：类似于子宫动脉，且搏动指数、阻力指数受各种因素影响而变化。

第三节　子宫附件疾病超声表现

一、子宫肌瘤

【病因及临床表现】

子宫肌瘤为女性生殖系统最常见良性肿瘤，与高雌激素水平有关，生育期妇女好发，临床表现为月经量过多。

1. 分类

根据与子宫肌层的关系，可将子宫肌瘤分为浆膜下肌瘤、肌壁间肌瘤、黏膜下肌瘤。

2. 肌瘤变性

随着肌瘤体积的增加，肌瘤内部会出现血供不足，造成局部变性坏死，失去原有组织学结构。

（1）玻璃样（透明）变：最常见，表现为均匀透明样物质取代肌瘤原有漩涡状结构。

（2）囊性变：玻璃样变后，肌细胞坏死液化而成。

（3）红色变性：与肌瘤内小血管退行性变引起血栓及溶血、血红蛋白渗入肌瘤有关。

（4）肉瘤样变：肌瘤恶变，肌瘤剖面失去原有漩涡状结构。

（5）钙化：为肌瘤的退行性变。

【超声表现】

1. 二维超声

（1）子宫增大，形态失常，宫腔线可变形或移位。

（2）子宫表面或内部可探及圆形或椭圆形低回声团，边界清晰，当肌瘤变性时回声较为多样化。

（3）肌瘤变性：肌瘤边界不清晰，内部回声不均匀或紊乱。①囊性变：肌层内局部呈不均匀的低回声或无回声区；②钙化：肌瘤表面呈环状强回声伴后方声衰减。

2. 彩色多普勒超声

肌瘤周边的环状、半环状血流信号呈分支样进入肌瘤（图7-3-1）。

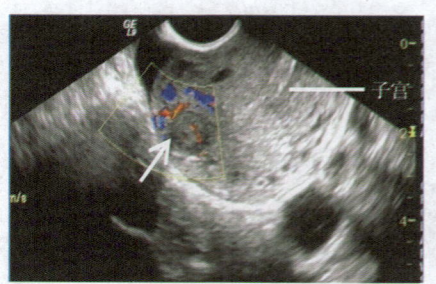

图7-3-1 子宫肌瘤

【鉴别诊断】

需与子宫腺肌病、卵巢实性肿瘤鉴别。

卵巢实性肿瘤：位于附件区，与子宫不相连，推压腹部可见肿瘤与子宫呈相对运动。

二、子宫腺肌病

【病因及临床表现】

子宫腺肌病是子宫内膜腺体和间质细胞侵入子宫肌层而形成的，临床表现为进行性痛经、经量增多等。

【超声表现】

1. 二维超声

（1）子宫增大呈球形，前、后壁不对称。

（2）宫壁回声不均匀、紊乱，呈栅栏状衰减，边界不清晰（图7-3-2）。

（3）宫腔线移位。

2. 彩色多普勒超声

病灶处肌层血流信号增多，呈条状或放射状分布。

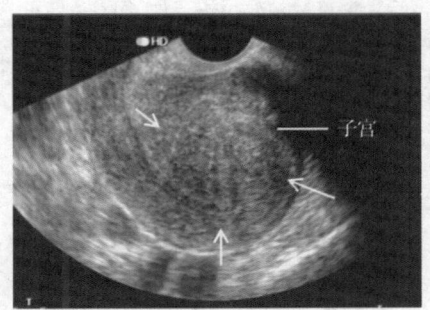

图7-3-2　子宫腺肌病

【鉴别诊断】

需与子宫肌瘤、子宫肉瘤、子宫内膜癌鉴别。

子宫肌瘤：呈均匀低回声，边界清晰、包膜完整，子宫不规则增大，彩色多普勒于肌瘤周围可探及环状或半环状血流信号。

三、子宫内膜息肉

【病因及临床表现】

子宫内膜息肉是由子宫内膜腺体和纤维间质局

限性增生而形成的带蒂样瘤状病变，临床表现为经量增多、经期延长，也可无症状。

【超声表现】

（1）二维超声：单发者宫腔内可见不均匀高回声团，有囊性变时内部可见无回声区，与正常内膜界限清晰（图7-3-3）；多发者子宫内膜增厚、回声不均匀，与正常内膜界限模糊。

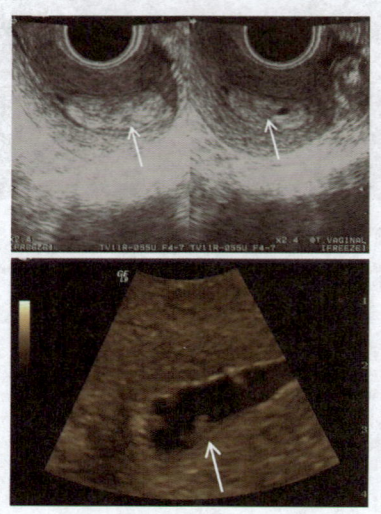

上：子宫内膜息肉呈梭形高回声结构，下：宫腔积液状态下更利于小息肉观察

图7-3-3　子宫内膜息肉

（2）彩色多普勒超声：可见短线样彩色血流信号，并可测及动脉血流频谱。

【鉴别诊断】

需与黏膜下子宫肌瘤、子宫内膜增生、子宫内膜癌鉴别。

子宫内膜增生：子宫内膜均匀增厚，与正常内膜无界限，彩色多普勒可探及少许血流信号。

四、子宫内膜癌

【病因及临床表现】

子宫内膜癌又称子宫体癌，是女性常见的生殖系统恶性肿瘤，临床表现为不规则子宫出血、白带增多等。

【超声表现】

（1）二维超声：病变累及不同组织时，超声表现不同。早期仅为内膜增厚，为局灶性或弥漫性不均匀混合回声，累及肌层时，局部内膜与肌层界限不清晰，肌层回声不均匀；累及子宫颈时，子宫颈肥大或变形，子宫颈管回声增强且结构显示不清晰（图7-3-4）。

（2）彩色多普勒超声：内膜可有条状或短棒状彩色血流信号，病变侵犯肌层时，肌层彩色血流信号可增多，并可测得低阻力型动脉频谱。

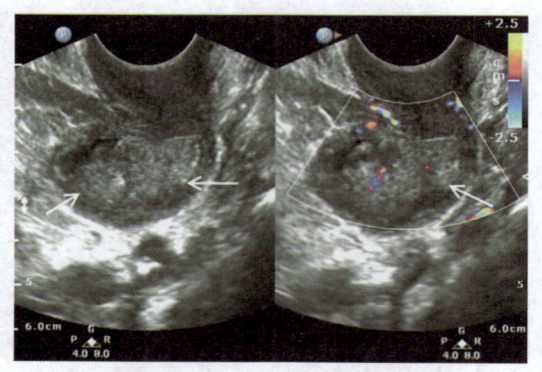

病变局限于内膜中，呈椭圆形混合回声

图7-3-4 子宫内膜癌

【鉴别诊断】

需与子宫内膜息肉、子宫内膜增生、子宫肉瘤鉴别。

子宫内膜息肉：宫腔内见不均匀增强回声团，与正常内膜界限清晰，彩色多普勒可探及条状彩色血流信号，阻力指数无明显变化。

五、子宫内膜增生

【病因及临床表现】

子宫内膜持续受到雌激素刺激而无孕激素拮抗时，可造成子宫内膜腺体和间质异常增殖，临床表现为不规则子宫出血、月经周期紊乱等。

【超声表现】

（1）二维超声：子宫大小及形态正常或宫体稍大，子宫内膜增厚，有均匀高回声型、囊性回声型及不均质回声型3种类型。

（2）彩色多普勒超声：无特征性表现，偶可探及彩色血流信号及中等阻力动脉频谱（图7-3-5）。

【鉴别诊断】

需与子宫内膜息肉、子宫内膜癌鉴别。

子宫内膜息肉：表现为宫腔内不均匀增强回声团，与正常内膜界限清晰，彩色多普勒可探及条状彩色血流信号。

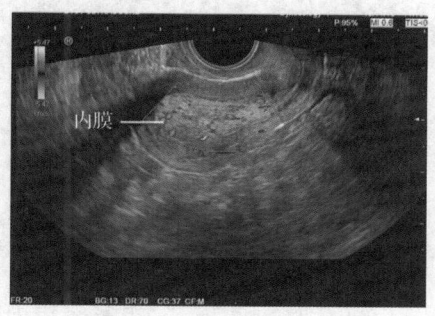

图7-3-5　子宫内膜增生

六、子宫发育异常

【病因及临床表现】

在胚胎发育过程中，女性生殖器官受到某些因素干扰，可导致发育异常。最常见为副中肾管发育异常。

【超声表现】

（1）双子宫：横切面扫查时，子宫底水平可见有间隙的两个子宫，均有内膜回声分布；子宫体水平两个子宫呈分叶状或哑铃状；子宫颈水平见一横径较宽的子宫颈，有两个子宫颈管回声；阴道水平见一横径较宽、内有两条气线的阴道（图7-3-6）。

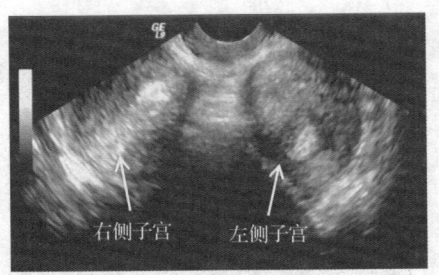

右侧子宫　　左侧子宫

图7-3-6　双子宫畸形

（2）双角子宫：子宫底水平横切面呈蝴蝶征，为两个子宫角，均见内膜回声。

（3）纵隔子宫：完全型内膜形态呈"V"形，不完全型则呈"Y"形（图7-3-7）。

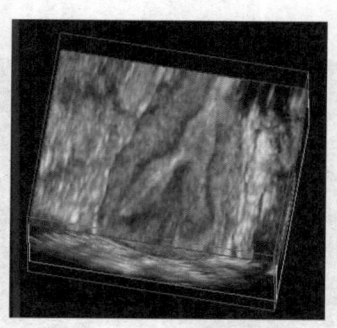

图7-3-7　不完全型纵隔子宫

七、卵巢肿瘤

【病因及临床表现】

卵巢肿瘤是女性生殖系统三大肿瘤之一。卵巢肿瘤早期多无症状，恶性肿瘤晚期常表现为下腹部不适或盆腔坠胀感等。

【超声表现】

1. 浆液性或黏液性囊腺瘤

（1）最常见，浆液性内无回声，黏液性呈低回声，其内部分隔光带会较浆液性多。

（2）囊腺瘤包膜完整，囊壁光滑、较薄，内部有较规整的细分隔（图7-3-8）。

（3）囊腺癌囊壁包膜可能不完整，囊壁较厚，内部有粗细不均的分隔，可见乳头突起。

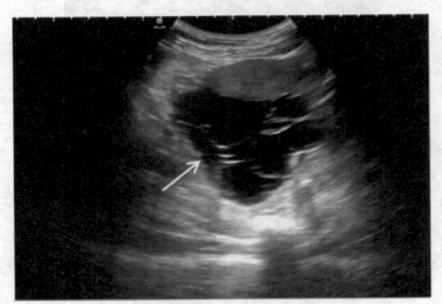

图7-3-8　囊腺瘤

2. 纤维瘤

纤维瘤属于性索-间质细胞肿瘤，常因伴腹水需与卵巢恶性肿瘤鉴别。

（1）衰减型：肿块呈圆形或椭圆形，内部为实性低回声，伴瀑布样衰减，后壁及侧壁边界不清。

（2）混合回声型：肿块形态不一，内部回声不均，侧壁边界欠清晰，后壁回声衰减、边界不清晰。

3. 成熟畸胎瘤

成熟畸胎瘤属于生殖细胞肿瘤，又称皮样囊肿，任何年龄均可发生。

（1）形态规则，表面光滑，轮廓清晰。

（2）内部结构不同，声像图表现复杂多样。

（3）常见特异性征象：①面团征：肿块内含光团，边界清晰（图7-3-9）。②脂液分层征：一水平分界线横贯于肿块内高、低回声区之间。③壁立结节征：囊肿内有隆起的强回声结节，单或多发均可。④杂乱结构征：肿块内含多种成分，回声多样。⑤瀑布征（垂柳征）：肿块内的油脂物与毛发松散结合，形成高回声带，伴后方回声依次衰减。

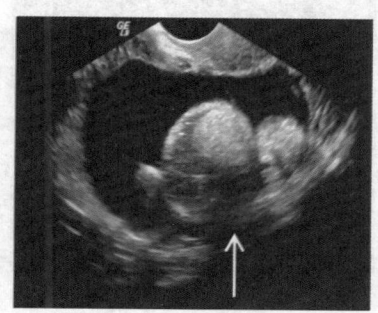

图7-3-9　畸胎瘤

4. 黄体囊肿

黄体囊肿属卵巢生理性囊肿之一，一般随月经来潮，囊肿可自动消退。

（1）单侧，囊内见细小光点回声。

（2）囊壁略厚，其内可见多条分隔。

（3）彩色多普勒超声：周边可见环状、半环状血流信号，可测及低阻力动脉血流频谱。

5. 卵巢子宫内膜异位囊肿

育龄期女性多见，临床表现为痛经、性交疼痛等。

（1）囊肿呈类圆形低回声区，壁厚（图7-3-10）。

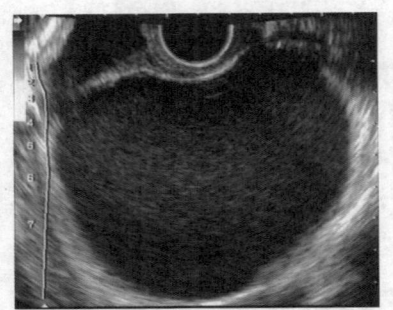

图7-3-10 卵巢子宫内膜异位囊肿

（2）囊肿的大小随月经周期而变化。

（3）彩色多普勒超声：仅于囊肿表面可探及血流信号。

6. 库肯勃瘤

库肯勃瘤又称印戒细胞癌，是含印戒细胞成分的黏液性腺癌。

（1）双侧多见，外形规则。

（2）内部呈中低回声，内含一个或数个无回
声区。

卵巢良、恶性肿瘤的超声声像图鉴别要点见表
7-3-1。

表 7-3-1　卵巢良、恶性肿瘤的超声声像图鉴别要点

项目	卵巢良性肿瘤	卵巢恶性肿瘤
物理性质	囊性多见	混合性或实性
肿瘤形态边界	光滑规则、壁薄、清晰	不规则、壁厚薄不均匀、不清晰
内部回声	均匀一致，多无回声，内壁光滑或有规则乳头	内部分隔厚薄不均匀，多为中低回声，内壁有不规则乳头
腹水	无（纤维瘤除外）	常有
生长速度	缓慢	迅速
彩色血流分布	无、稀少或星点状	血流信号增多，呈条状、网状
多普勒阻力指数	中高阻力	多数偏低
肿瘤抗原（CA125）	正常	升高

八、多囊卵巢综合征

【病因及临床表现】

多囊卵巢综合征（PCOS）为糖代谢异常与生殖功能障碍并存的内分泌紊乱综合征，临床表现为月经稀发或闭经、肥胖等。

【超声表现】

1. 二维超声

（1）双侧卵巢均增大，包膜回声增强。

（2）卵巢最大切面可见多个（＞12个）圆形无回声区，直径2～9 mm。

（3）卵巢髓质面积增大、回声增强，卵泡挤向卵巢周边，呈车轮样改变（图7-3-11）。

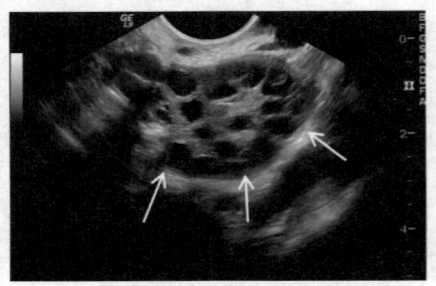

图7-3-11　多囊卵巢综合征

2. 彩色多普勒超声

卵巢髓质内见一条贯穿卵巢的纵行血流信号，血流阻力较正常卵巢卵泡期低。

九、输卵管积水

【病因及临床表现】

输卵管积水为慢性输卵管炎最常见的并发症，临床表现为下腹坠胀、疼痛等。

【超声表现】

（1）二维超声：子宫一侧或双侧附件区可探及囊性肿块，边界清晰，呈腊肠状，内为液性暗区，旁边可示正常卵巢声像（图7-3-12）。

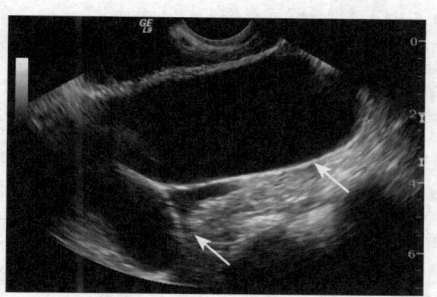

可见积水的输卵管呈腊肠状增粗

图7-3-12　输卵管积水

（2）彩色多普勒：仅在管壁可见点状彩色血流信号。

【鉴别诊断】

需与盆腔包裹性积液鉴别。

盆腔包裹性积液：边界不清晰、形状不规则，常与周围组织粘连。

第四节　正常妊娠声像图表现

一、早期妊娠

经阴道超声：孕4$^+$周即可见妊娠囊；孕5周后可见卵黄囊，卵黄囊是宫内妊娠的标志，正常5～6 mm大小；孕6～7周在妊娠囊内可见胚芽、胎心搏动；孕7周后可见羊膜囊；孕8周后根据可观察到的妊娠囊和羊膜囊的数量，可以确定绒毛膜性和羊膜性；孕8～9周可见四肢活动；妊娠囊周边细腻、均匀高回声即为绒毛（图7-4-1）。

孕11～13^{+6}周可行胎儿颈部透明层（nuchal translucency，NT）厚度及鼻骨的扫查以筛查染色体异常，尤其是与孕妇血清标记物联合筛查，可以提高唐氏综合征的发现率（图7-4-2）。

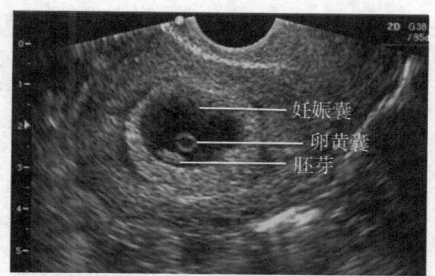

妊娠囊

卵黄囊

胚芽

图7-4-1 早孕

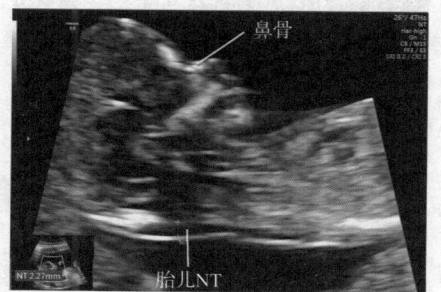

鼻骨

胎儿NT

图7-4-2 测量胎儿NT的正中矢状切面

二、中晚期妊娠

1. 胎头

胎头的颅骨显示为椭圆形的强回声光环，常规切面如下：

（1）丘脑水平横切面：这是测量双顶径（BPD）及头围（HC）的标准平面。脑中线在此切面居中、不连续，可清楚显示脑中线前1/3处的透明隔腔、两侧丘脑与丘脑间裂隙样第三脑室，以及大脑外侧裂（图7-4-3）。

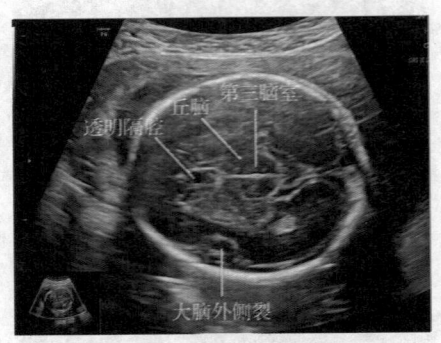

图7-4-3　丘脑水平横切面

（2）侧脑室水平横切面：这是测量侧脑室后角宽度的标准平面。侧脑室后角内径应＜10 mm，10～15 mm提示脑室扩张，＞15 mm提示脑积水（图7-4-4）。

（3）小脑横切面：在丘脑水平横切面基础上，探头向尾侧旋转，即为小脑横切面，此切面上小脑半球左右对称，半球间为蚓部，蚓部后方为后颅窝池，内径<10 mm（图7-4-5）。

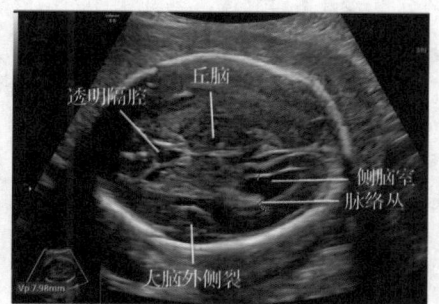

图7-4-4　侧脑室水平横切面

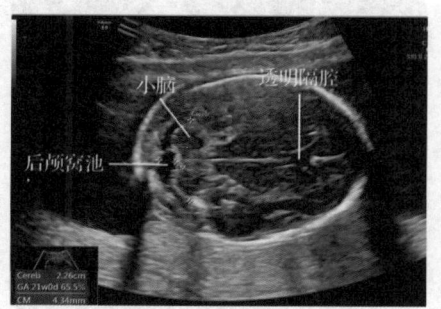

图7-4-5　小脑横切面

2. 脊柱

脊柱矢状切面上胎儿表面皮肤完整，脊柱为两条平行整齐排列念珠状强回声带，腰段略膨大，至尾椎合拢，存在生理弧度。脊柱横切面可见3个强光点，前方中央系椎体的骨化中心，后两个骨化中心为椎弓，相互靠拢，围绕神经管（图7-4-6、图7-4-7）。

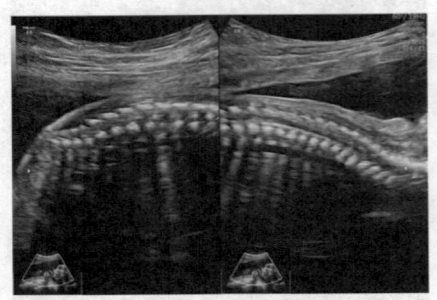

图7-4-6　脊柱矢状切面

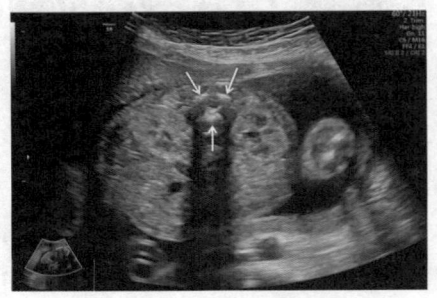

图7-4-7　脊柱横切面

3. 面部

通过矢状面、横切面及冠状面可观察两侧眼眶、眼球、鼻骨、鼻孔、上唇、上牙槽突、软腭、舌、咽、下牙槽突、下颌，甚至双耳等。

4. 胸部

最常用的切面是横切面。胸腔最重要的脏器是肺脏和心脏。双肺回声均匀，回声强度随着孕周的增加而逐渐加强。胎儿心脏主要位于左胸腔内，心尖朝向左前方，心轴角度为（45±20）°。正常心脏胸腔横径比为0.5，面积比为0.25～0.33。主要有四腔心切面、三血管或三血管气管切面、左心室流出道切面及右心室流出道切面。

（1）四腔心切面：胎儿胸部横切扫查可获得该切面（图7-4-8）。

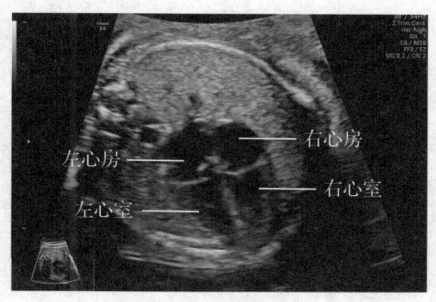

图7-4-8　四腔心切面

（2）三血管或三血管气管切面：肺动脉、主动脉、上腔静脉由左至右、内径由大至小依次排列。气管位于主动脉右后方。主动脉弓与主肺动脉通过动脉导管在降主动脉处呈"V"形汇合，彩色多普勒显示两者血流方向一致（图7-4-9）。

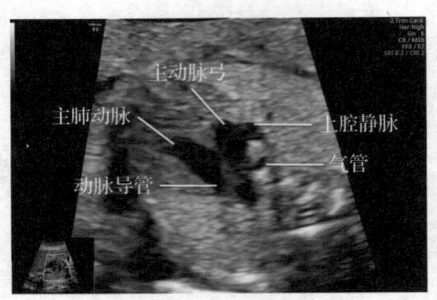

主动脉弓

主肺动脉

上腔静脉

气管

动脉导管

图7-4-9　三血管气管切面

（3）左心室流出道切面：升主动脉前壁与室间隔相连，后壁与二尖瓣前叶连续（图7-4-10）。

（4）右心室流出道切面：可观察右心室流出道、肺动脉瓣及肺动脉长轴（图7-4-11）。

5. 腹部

肝脏是胎儿腹部最大的实性器官，腹部三大囊性结构为胃泡、胆囊及膀胱（图7-4-12）。胎肾位于脊柱两旁。正常晚期妊娠时，小肠内径<

7 mm，节段长度＜15 mm，结肠内径＜20 mm。

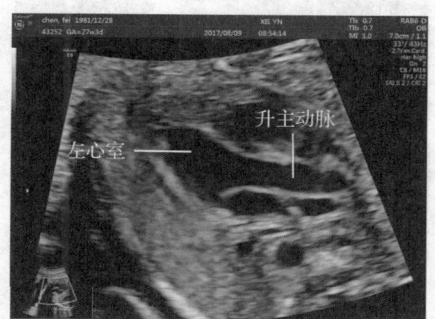

图7-4-10　左心室流出道切面

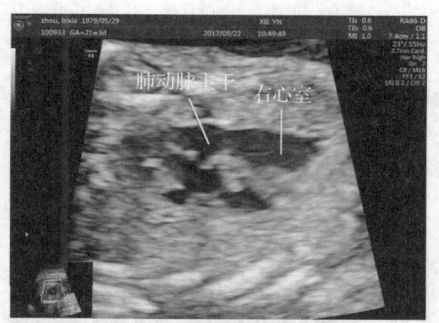

图7-4-11　右心室流出道切面

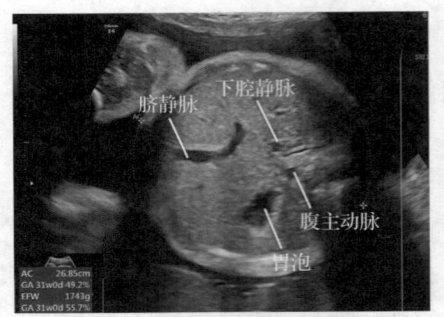

图7-4-12 上腹部横切面（腹围测量切面）

6. 四肢

由近及远可显示双侧肱骨、尺桡骨、手、股骨、胫腓骨和足（图7-4-13）。

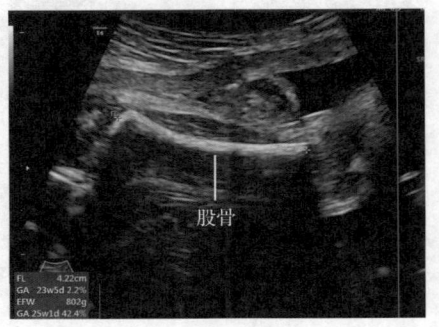

图7-4-13 股骨纵切面

7. 外生殖器

男性可显示阴茎和阴囊，如睾丸下降，在阴囊内可显示双侧睾丸回声。女性可显示双侧大阴唇及小阴唇回声。

8. 胎盘

一般胎盘厚度20～40 mm，不超过50 mm。

9. 脐带

脐带有两条动脉、一条静脉，脐动脉的彩色多普勒血流频谱可评估胎儿与胎盘间的循环。14周后脐动脉搏动指数（PI）和阻力指数（RI）都会随孕周的增加而降低。

10. 羊水

（1）羊水最大深度：早中期妊娠多测此值。≤20 mm为羊水过少，≥80 mm为羊水过多。

（2）羊水指数：以母体脐部为中心分为4个区，分别测量4个区的羊水最大深度，4个测量值总和即为羊水指数。羊水指数≤50 mm为羊水过少，羊水指数≥250 mm为羊水过多。

第五节 胎儿生长发育的超声评估

一、早期妊娠胎龄评估

（一）妊娠囊（GS）

无胚芽时，目前通用的简易估计法是：孕周=妊娠囊最大内径（cm）+3，但我们在实践中认为用妊娠囊最大内径（cm）+4更符合孕周。

（二）头臀长度（CRL）

适用于6~12孕周，测量时取胚芽最大长径（不能把卵黄囊及肢芽等测量在内）或胎儿自然姿势状态下的正中矢状面，测量从颅顶至臀部的距离（图7-5-1）。

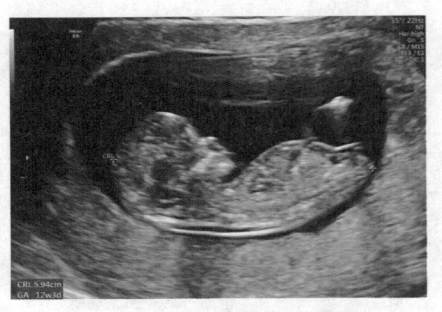

图7-5-1 胎儿头臀长度测量切面

简易估计法：孕周=CRL（cm）+6.5。

二、中晚期妊娠超声评估指标

主要有双顶径（BPD）、头围（HC）、腹围（AC）、股骨长度（FL）。

需要注意的是如果上述某一参数指标因胎儿异常导致过大或过小，则应放弃使用该指标评估胎儿孕龄，而采用其他指标综合评估。

三、胎儿体重

建议采用多参数指标评估胎儿体重。将上述参数指标输入仪器后，可自动得出胎儿孕周及体重。胎儿生长受限（fetal growth restriction，FGR）是指胎儿为生长潜力低下的小于胎龄儿。小于胎龄儿是指出生体重低于同胎龄应有体重的第10百分位数或低于其平均体重2个标准差的新生儿。

第六节　异常妊娠

一、流产

【病因及临床表现】

导致流产的原因很多，常见为外伤、胚胎染色体异常、孕妇内分泌异常及子宫疾病等。临床可分为先兆流产、难免流产、不全流产、完全流产、稽留流产。发生在12周前的流产称为早期流产，发生在12～28周的称为晚期流产。

【超声表现】

子宫大小与孕周相符或小于孕周，孕囊周围可见不规则无回声区或云雾样低回声区（积血）；孕囊塌陷、变形、下移，胚胎或胎儿死亡时无胎心胎动；不全流产时，宫腔内可见光团回声。CDFI：光团周边可测及阻力较低的动脉血流频谱（图7-6-1）。

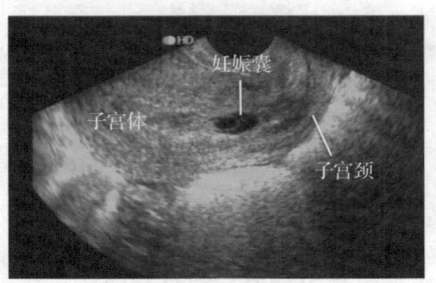

图7-6-1 流产

【鉴别诊断】

不完全流产时，宫内光团需与宫内血块相鉴别，后者与宫壁分界较清晰，周边内部无血流信号。

二、异位妊娠

【病因及临床表现】

孕卵在子宫体腔以外的部位着床发育称为异位妊娠。以输卵管妊娠多见，因着床部位壁薄，蜕膜反应差，故而易流产，造成反复出血，若不及时诊治将会造成输卵管壁全层破裂，引起大出血，危及生命。临床表现为停经史、腹痛、不规则阴道出血，甚至晕厥与休克，查血或尿hCG（人绒毛膜促性腺素）呈阳性。

【输卵管妊娠超声表现】

（1）子宫稍大或饱满，子宫内膜因蜕膜反应而回声增厚、增强；当子宫内积血时，子宫腔居中处可见壁薄、无张力、不规则的无回声区，即假孕囊。

（2）附件区包块：①未破裂型：子宫旁包块内可见妊娠囊，根据孕周的不同，可显示卵黄囊、胚芽，甚至可见胎心搏动（图7-6-2）。②破裂合并出血型：子宫旁见混合性回声包块，形态不规则，边界不清晰，内见妊娠囊样结构，如出血较多、时间较长，则内部回声表现杂乱。③陈旧型：附件区可见实性不均质高回声包块，边界清晰。

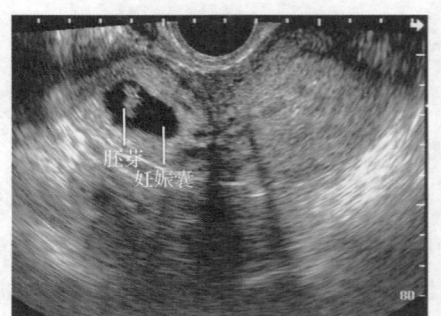

图7-6-2　右侧输卵管妊娠

（3）盆腔积液。子宫直肠窝处首先出现血液积聚，随着出血量的增多，盆腔、腹腔见大量游离无回声区或云雾状低回声。

【鉴别诊断】

结合停经史、血β-hCG可与盆腔炎性包块、黄体破裂相鉴别。

第七节　妊娠滋养细胞疾病

妊娠滋养细胞疾病是由于胚胎滋养细胞发生变化而产生的疾病，根据病变特点及良恶程度可分为完全性葡萄胎、部分性葡萄胎、侵蚀性葡萄胎和绒毛膜癌（绒癌）。后两者又称为滋养细胞肿瘤。病变使绒毛膜促性腺激素分泌增加，引起卵巢增大，出现黄素囊肿。

一、葡萄胎

【病因及临床表现】

葡萄胎是指因滋养细胞增生、绒毛变性水肿、绒毛中血管消失形成的大小不一的水泡状物。部分性葡萄胎时，仅部分胎盘绒毛变性，胚胎或胎儿组织可见，染色体核型多为三倍体；侵蚀性葡萄胎时，水泡状物侵入子宫肌层。葡萄胎临床表现为不规则阴道出血、腹痛、继发贫血及感染、妊娠中晚期出现子痫前期征象、血 β-hCG 异常增高等。部分性葡萄胎临床症状较轻。侵蚀性葡萄胎预后较好。

【超声表现】

1. 完全性葡萄胎

子宫大于孕周，宫腔内见蜂窝状无回声区及不规则液性暗区（出血）。宫腔内无孕囊、卵黄囊、胎儿及附属物。卵巢可见黄素囊肿。CDFI：病变周边血流信号增多，可测及低阻力动脉血流频谱（图7-7-1）。

2. 部分性葡萄胎

子宫大于孕周，宫腔内除可见胚胎或胎儿外，胎盘可见蜂窝状无回声区，可伴有卵巢黄素囊肿（图7-7-2）。

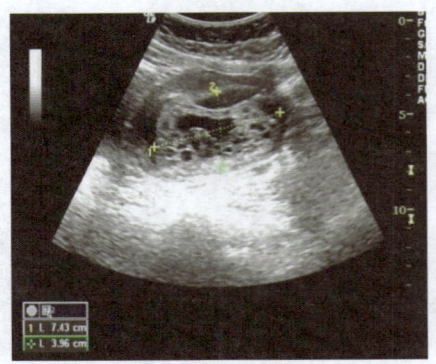

图7-7-1　完全性葡萄胎

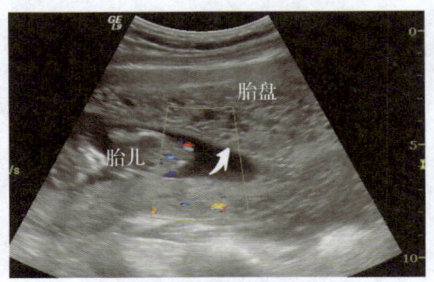

图7-7-2　部分性葡萄胎

3. 侵蚀性葡萄胎

子宫增大，外形不规则，除宫腔见蜂窝状无回声区外，肌层亦见多个局灶性暗区。如穿孔，则子宫浆膜线显示不连续；如侵入子宫旁，则表现为附件区异常回声团。可伴有卵巢黄素囊肿。CDFI：病变处血供丰富，呈五彩镶嵌或彩球状，可测及低阻力动脉血流频谱，RI<0.4，甚至有动静脉瘘（图7-7-3）。

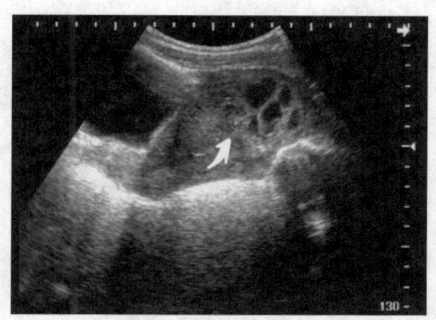

图7-7-3　侵蚀性葡萄胎

二、绒毛膜癌

【病因及临床表现】

绒毛膜癌（绒癌）是恶变滋养细胞侵入子宫肌层及血管形成的单个或多个肌壁肿瘤，易出血、坏死。绒癌主要经血行播散，可转移至任何器官。多继发于产后、流产后或葡萄胎后。如产后、流产后或葡萄胎后出现持续性阴道流血，血或尿hCG水平持续增高，则应考虑绒癌可能。绒癌恶性程度高，发生转移早，但化疗效果好。

【超声表现】

子宫增大，外形不规则，子宫壁回声不均匀，可见实性或混合性光团。如穿孔，则子宫浆膜线显示不连续；如侵入子宫旁，则表现为附件区异常回声团。可伴有卵巢黄素囊肿。CDFI：病变处血供丰富，可测及低阻力动脉血流频谱，RI<0.4，甚至有动静脉瘘（图7-7-4、图7-7-5）。

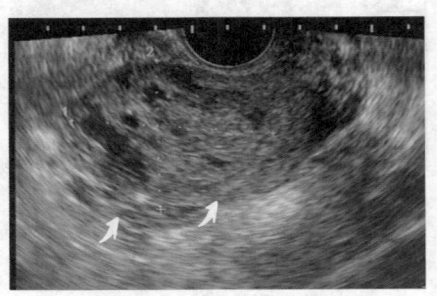

图7-7-4 绒癌（治疗前）

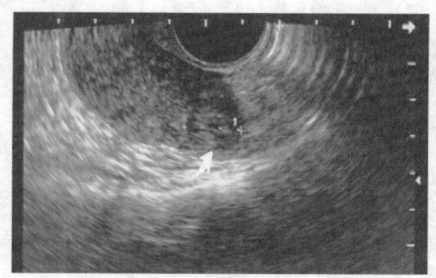

图7-7-5　绒癌（治疗后）

【鉴别诊断】

结合病史、症状、体征、血β-hCG、彩色多普勒超声表现可与子宫内膜重度囊性增生、过期流产、子宫肌瘤变性相鉴别。

第八节　胎盘异常

一、前置胎盘

【病因及临床表现】

前置胎盘是指孕28周后胎盘部分或全部遮盖子宫颈内口的情况。主要症状是无诱因、无痛性反复阴道出血，多发生在妊娠晚期，母体可因出血而引发感染，胎儿可因出血多而发生宫内窘迫。会阴或阴道扫查可更好地显示子宫下段、子宫颈内口、胎盘三者的关系，是诊断前置胎盘的首选方法。

【超声表现】

（1）在适度膀胱充盈下经腹或排尿后经会阴扫查，可显示子宫颈，明确子宫颈内口位置。

（2）寻找胎盘下缘，确定其与子宫颈内口的距离。①完全性前置胎盘：胎盘完全覆盖子宫颈内口（图7-8-1）。②部分性前置胎盘：胎盘覆盖部分子宫颈内口（临产后）。③边缘性前置胎盘：胎盘下缘达子宫颈内口边缘。④胎盘低置：胎盘下缘到子宫颈内口的距离<20 mm。

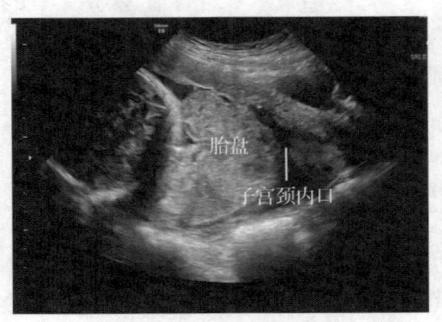

图7-8-1　完全性前置胎盘

【鉴别诊断】

需与子宫下段肌壁局限性收缩相鉴别，子宫下段肌壁因收缩而增厚或隆起时，与胎盘回声类似，易造成胎盘前置的假象，可半小时后动态复查有无改变。

二、胎盘早剥

【病因及临床表现】

胎盘早剥是指孕20周后或分娩期胎儿娩出前，正常位置的胎盘部分或全部从子宫壁剥离，引起局部出血或形成血肿。临床表现为阴道出血与腹痛。根据出血位置可分为胎盘后出血与胎盘边缘出血。根据出血情况不同可分为显性剥离、隐性剥离和混合性剥离。

【超声表现】

（1）出血时间不同，胎盘与子宫壁间的血肿表现亦不同。出血时间较短，表现为不规则液性暗区，内见粗光点漂浮。出血时间较长，表现为中等回声甚至有机化。胎盘边缘出血表现为胎盘边缘条索状异常回声。

（2）当血肿回声与胎盘回声强度相似而难以辨认时，仅表现为胎盘增厚。适当调节仪器增益水平，可区分出胎盘与血肿。

（3）如出血破入羊膜腔，羊水中可见粗光点漂浮。

（4）胎心、胎动消失（图7-8-2）。

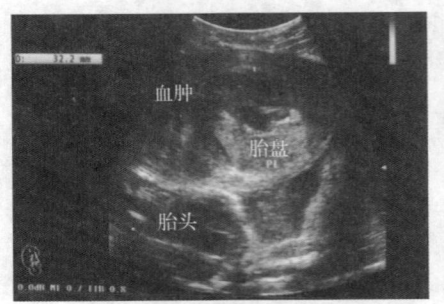

图7-8-2 胎盘早剥

三、胎盘植入

【病因及临床表现】

胎盘植入是由于蜕膜基层发育不良而导致胎盘绒毛植入到子宫基层的一种胎盘异常附着，大部分患者有剖宫产、宫腔操作史。合并前置胎盘可出现阴道流血、产后出血、胎盘滞留、宫内感染等，是产科危重症之一。

【超声表现】

（1）胎盘增厚，内见多个不规则血窦。

（2）胎盘后间隙消失，胎盘后肌层明显变薄或消失。

（3）子宫壁与膀胱壁交界处强回声变薄、不规则或中断。

（4）CDFI：胎盘附着处血管明显增多、增粗，伸入胎盘内（图7-8-3）。

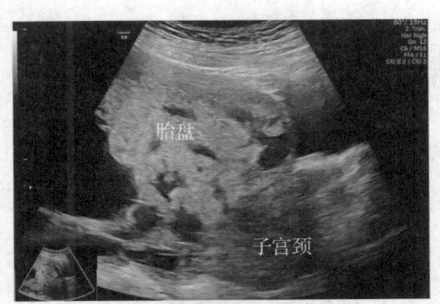

图7-8-3　胎盘植入

第九节　胎儿畸形

一、无脑畸形

【病因及临床表现】

无脑畸形为严重神经管缺陷，表现为胎儿颅骨缺如，脑髓暴露于外，缺少皮肤覆盖。面部特征可存在，面部两眼突出，呈青蛙状。一半病例伴有其他部位畸形，常合并羊水过多。一般在孕11～13^{+6}周行NT扫查时即可诊断，预后极差。

【超声表现】

（1）胎头颅骨光环消失，颅内正常结构不显示，可见眼眶等面部特征。

（2）脊柱头侧呈结节状。

（3）最常合并脊柱裂、唇腭裂、脐膨出、足内翻等其他器官畸形。

（4）常合并羊水过多（图7-9-1）。

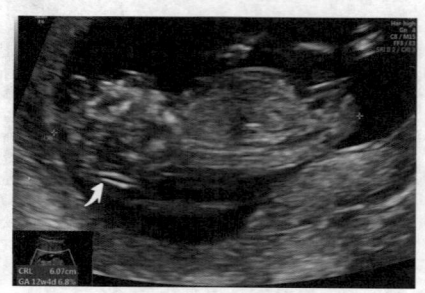

图7-9-1　无脑畸形

二、脑膜膨出和脑膨出

【病因及临床表现】

脑膜膨出和脑膨出是指颅内容物通过颅骨的缺损部位向外突出，枕部多见。脑膜膨出，囊内为脑脊液；如囊内除脑膜、脑脊液外，还有脑组织，则为脑膨出。常伴有颅内结构异常或脊柱裂。

【超声表现】

（1）颅骨连续性中断，该处可见一包块向外突出。

（2）包块壁清晰，如内为液性、无回声，则为脑膜膨出，如有不均质低回声则为脑膨出。

（3）可伴有颅内结构改变（图7-9-2）。

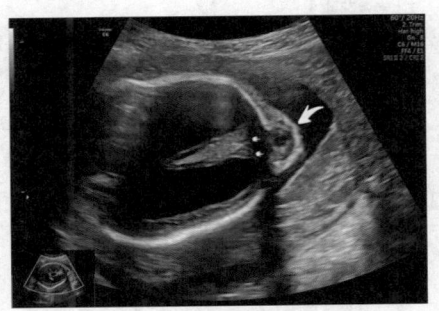

图7-9-2　脑膨出伴脑积水

【鉴别诊断】

需与淋巴水囊瘤鉴别。

淋巴水囊瘤：多发生在颈部，内见多条分隔光带，囊壁较厚，常伴有胎儿皮下水肿。

三、脊柱裂

【病因及临床表现】

脊柱裂属神经管闭合不全性畸形，表现为脊柱的骨性结构闭合不全，可见于脊柱任何部位，以腰骶椎最常见。脊膜膨出：脊膜自缺损处呈囊状突出，不含神经组织。脊髓脊膜膨出：突出的囊内除脊髓膜及脑脊液外，还含有脊髓和神经。常合并羊水过多，母体血清AFP（甲胎蛋白）明显升高。

【超声表现】

（1）纵切面：病变处脊柱连续性中断、变宽，或突出成角。

（2）横切面：后方两个椎弓骨化中心距离变宽，呈"V"形或"U"形改变。

（3）软组织异常。缺损处皮肤及软组织回声中断，可见囊性包块向外突出，内含脊髓、脊膜及神经。

（4）脑部结构改变。可见柠檬头征（双侧颞部向内凹陷，前额突出）、小脑变小呈香蕉状、后颅窝池消失及脑室扩大等。

（5）常合并其他畸形（图7-9-3）。

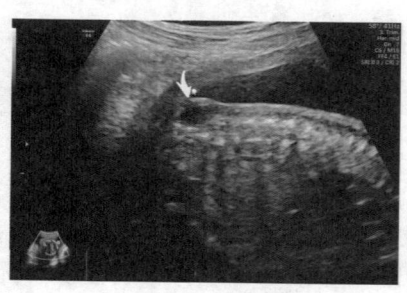

图7-9-3 脊柱裂

四、单心室

【病因及临床表现】

单心室是指两个心房或单一心房仅与一个较大的主心室相连接的畸形，又称为单心室房室连接。有或无残余心腔。可有两组或一组房室瓣。此类胎儿多数出生后短期内死亡。

【超声表现】

（1）四腔心切面：十字交叉消失，室间隔不显示，只有一个主要心室，在主心室腔旁有时可见残余心腔。

（2）双房室瓣时可见两股血流束流入单一心室，单一房室瓣时仅见一股血流束流入单一心室。

（3）多数合并大动脉异常或大动脉与心室连接异常（图7-9-4）。

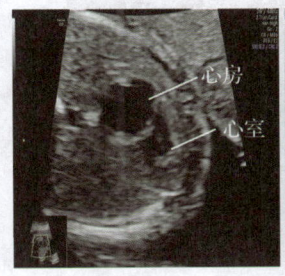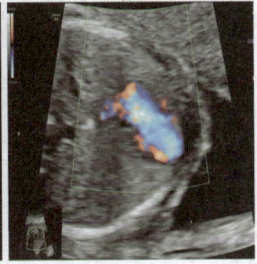

图7-9-4　单心房单心室

五、腹壁缺损及内脏外翻

（一）脐膨出
【病因及临床表现】

脐膨出属先天性腹壁发育不全，致使腹膜及腹腔内脏器自缺损处疝出体外，由羊膜和腹膜组成的薄膜包裹。如发现脐膨出，需要对胎儿各器官进行详细的超声检查，并对胎儿染色体进行检查。

【超声表现】

近中线处前腹壁皮肤连续性中断，一包块自缺损处向外突出，表面有一薄强回声膜包裹，内含腹腔脏器；脐带位于包块表面，彩色多普勒有助于显示脐带血管（图7-9-5）。

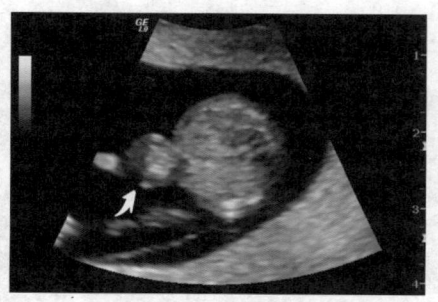

图7-9-5 脐膨出

（二）腹裂

【病因及临床表现】

腹裂是一侧前腹壁全层缺陷导致腹腔脏器脱出体外的先天性畸形。合并染色体异常者罕见，伴发畸形少见，羊水或母血中AFP增高。

【超声表现】

脐带入口一侧的腹壁连续性中断，腹腔脏器进入羊膜腔，导致腹围小于孕周，外翻的内容物无膜包裹，常伴羊水过多（图7-9-6）。

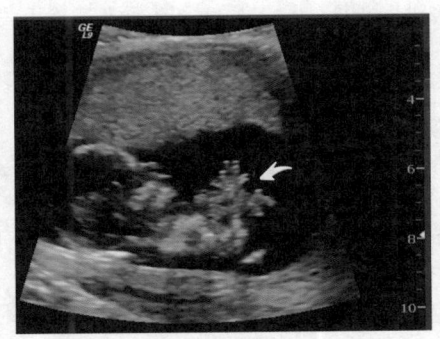

图7-9-6　腹裂

第八章

男性生殖系统超声检查

第一节 超声检查方法

一、仪器

选用具备彩色多普勒的超声诊断仪，观察前列腺和精囊腺采用腹部3.0~5.0 MHz凸阵探头，经直肠检查时采用5.0~7.5 MHz腔内探头，检查阴囊和阴茎采用7.0~10.0 MHz高频线阵探头。

二、检查准备及方法

（1）经腹部检查前列腺时常用仰卧位，探头置于耻骨联合上方，需要膀胱适度充盈（中等充盈为佳）。可适当补充经会阴扫查，探头置于肛门前缘连续扫查。

（2）经直肠检查前列腺和精囊腺时，常用左侧卧位，右腿或双腿屈曲，需要排净大小便。注意检查规范，操作时应当有两名医务人员在场。

（3）阴囊和阴茎检查无须特殊准备，取仰卧位，嘱患者左手将阴茎向上拉起贴于腹壁，探头置于阴囊上检查阴囊、附睾、精索，置于阴茎体腹侧可观察海绵体及阴茎动脉情况。对于精索静脉曲张者可补充站立位扫查，以增加检查阳性率。

三、观察和分析内容

（1）观察前列腺和精囊腺的大小、形态、内部回声等，通常需要测量前列腺宽径（横切面）、前后径（纵切面）、上下径（纵切面尿道线）；注意前列腺内有无钙化、结节、囊肿等异常回声及相关血流情况。

（2）注意观察阴囊内睾丸、附睾、精索结构关系、大小形态、有无团块或结构异常等；若阴囊内未见睾丸，应当注意扫查腹股沟、腹膜后等处寻找。观察精索静脉、鞘膜的情况。

（3）观察阴茎体的回声高低、内部是否均匀，注意有无结节；观察近腹壁段阴茎深动脉走行、内径、血流频谱等。

第二节　男性生殖系统正常声像图

前列腺呈栗子形，经直肠扫查可清晰显示前列腺内部结构，但对内、外腺区分不敏感，实质呈低回声，正常横径约40 mm，上下径及前后径均20～30 mm，包膜光滑、连续。精囊腺呈梭形，成对位于前列腺后下方，回声低于前列腺，内部可见小分隔回声。

正常睾丸呈椭圆形，其内呈较均质的等回声；附睾位于睾丸后外侧，紧贴睾丸，呈中等回声。精索自附睾头上方向腹部延伸，其内回声以低回声为主。

正常阴茎呈略低的等回声，横切面呈3部分海绵体，阴茎深动脉于腹壁附近可探及。

第三节 前列腺、精囊常见疾病的超声表现

一、前列腺增生

【病因及临床表现】

病因可能与性激素平衡失调有关，好发于50岁以上者，主要病变区域为内腺。临床症状多为尿路不畅、梗阻，可继发感染或结石。

【超声表现】

前列腺增大以内腺为主，形态呈半球形或接近球形，腺体可突入膀胱，腺体包膜连续、完整。内腺增大，部分伴弧状钙化斑。中叶增大者可伴有尿潴留和残余尿增加（图8-3-1）。

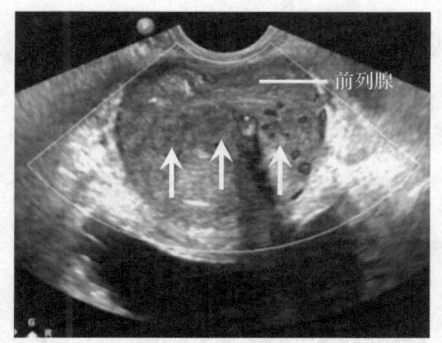

箭头示形态饱满的腺体

图8-3-1　前列腺增生

【鉴别诊断】

需与前列腺炎、前列腺癌及膀胱癌鉴别。

单纯增生的前列腺通常为内腺增生，其突入膀胱部分与前列腺存在密切的血供关系，可供鉴别。

二、前列腺炎

【病因及临床表现】

前列腺炎可由泌尿系统感染引起，急性期呈水肿增大，常伴急性膀胱炎症状，如发热、排尿痛；慢性前列腺炎症状不一，有的表现为会阴部不适或疼痛等。

【超声表现】

前列腺形态可正常，包膜因炎症进展而增厚，且可厚薄不均，但一般仍保持其完整性和连续性。内部回声不均匀，增强、模糊。

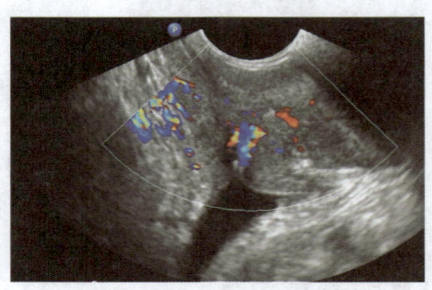

前列腺回声稍增大，内部血流信号增多

图8-3-2　前列腺炎

三、前列腺癌

【病因及临床表现】

前列腺癌多发生于外腺，好发于中老年人，多为腺癌。前列腺特异性抗原（PSA）对前列腺癌的诊断意义较大，必要时可在直肠超声引导下行穿刺活检，这对前列腺癌的早发现、早治疗具有积极意义。

【超声表现】

前列腺内部回声不对称，早期病灶多呈局灶性低回声，多位于包膜附近，探头加压不变形，边界不清晰，包膜可失去连续性；病灶内可出现点状钙化斑，病灶周边及内部血流较丰富，可累及膀胱或精囊（图8-3-3）。

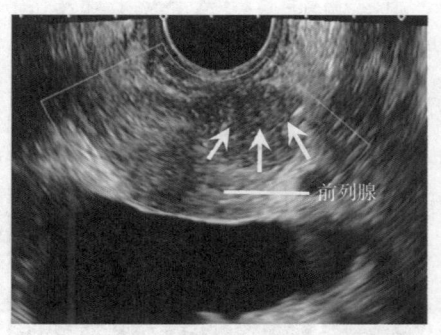

前列腺

箭头示低回声为病灶

图8-3-3 前列腺癌

【鉴别诊断】

需与前列腺腺体增生结节、炎症病灶、不典型囊肿等鉴别，前列腺癌好发于前列腺外腺及移行区，结合前列腺特异抗原化验结果可提高诊断符合率。

四、精囊炎

【病因及临床表现】

精囊可因泌尿系统感染迁移导致，症状包括射精疼痛、精液性质改变等，甚至出现血精。

【超声表现】

精囊弥漫性增大，回声可增强、模糊，内部回声紊乱，小分隔显示不清晰（图8-3-4）。

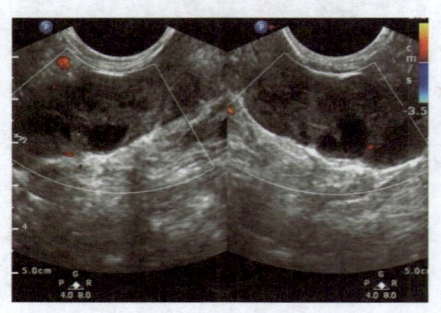

双侧精囊增大，其内可见粗大管状扩张

图8-3-4　精囊炎

【鉴别诊断】

需与精囊内精液淤积相鉴别，精液淤积者其精囊内部呈多分隔囊性改变，透声性相对较好。

第四节 阴囊常见疾病的超声表现

一、睾丸、附睾炎

【病因及临床表现】

（1）附睾炎较为常见，常继发于后尿道感染。上行性附睾炎一般先发于附睾尾部，可波及附睾体部、头部；血行播散性附睾炎通常发生在附睾头部，并可累及睾丸，称睾丸-附睾炎。

（2）睾丸炎常由于流行性腮腺炎病毒感染，或化脓性细菌感染引发。睾丸常有不同程度增大、充血、水肿，严重时可形成睾丸脓肿及坏死。临床表现为睾丸肿痛，由流行性腮腺炎病毒感染引起者可同时出现腮腺肿大、疼痛。

【超声表现】

睾丸、附睾肿大，包膜完整，内呈混杂回声，如液化形成脓肿则可见局部无回声区，边界欠清晰。彩色多普勒示其内血流信号明显增多，常伴相应阴囊壁增厚（图8-4-1）。

二、睾丸肿瘤

【病因及临床表现】

原发性睾丸肿瘤多为恶性，早期症状多不明显，多出现睾丸增大，包块质硬而沉重，可伴有坠

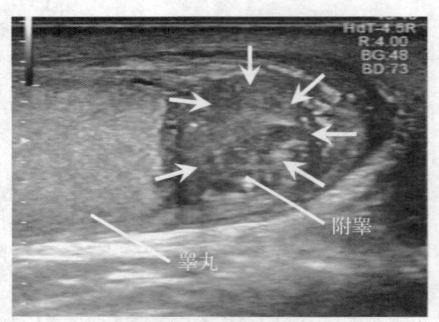

箭头处为增大的附睾尾

图8-4-1　附睾炎

胀感或轻微疼痛。

【超声表现】

（1）睾丸增大，肿瘤边界整齐。

（2）肿瘤内部多数呈均质回声，仅少数呈不均质回声。

（3）肿瘤与周围组织回声分界通常清晰，但也可不清晰。

（4）彩色多普勒多表现为血流信号增多、丰富，肿瘤内血管多不规则（图8-4-2）。

【鉴别诊断】

睾丸恶性肿瘤需与睾丸良性肿瘤、睾丸扭转及附睾肿块鉴别。因睾丸肿瘤超声表现多样，故应当结合肿瘤指标等化验情况诊断。

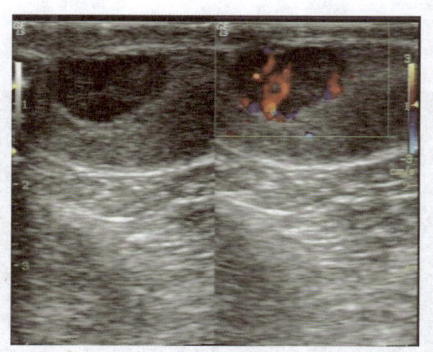

睾丸内部占位，内部可见丰富血流信号

图8-4-2　睾丸肿瘤

三、睾丸扭转

【病因及临床表现】

睾丸扭转可能是由于精索末端在鞘膜上的异常高位附着引起的，睾丸可出现自由旋转，若外因致睾丸旋转超过90°，则可使其血供受阻。好发于青少年，表现为阴囊持续性疼痛，可伴有恶心、呕吐。

【超声表现】

睾丸肿大，呈中等回声，可出现内部回声杂乱，其周围可出现少量积液。晚期扭转睾丸肿大、坏死，内部回声欠均匀，睾丸周围液体增多。彩色多普勒超声示睾丸内血流信号消失为重要指征（图8-4-3）。

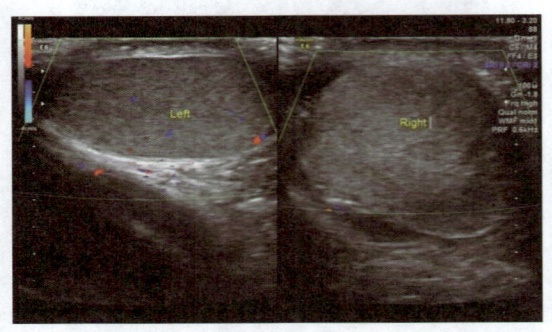

患侧睾丸较健侧明显增大，内部未探及明显血流信号

图8-4-3　睾丸扭转

四、精索静脉曲张

【病因及临床表现】

由精索静脉血流瘀积所致精索蔓状迂曲、扩张，严重者可伴有睾丸萎缩和生精障碍而导致不育。好发于青壮年，95%发生于左侧精索静脉（因其回流至左肾静脉时角度较大）。

【超声表现】

精索区可见多发迂曲无回声条状、长圆形曲张静脉，多呈蜂窝状，静息状态内径≥2 mm。瓦尔萨尔瓦动作时可出现静脉增粗、血流反流，站立位时增粗明显（图8-4-4）。

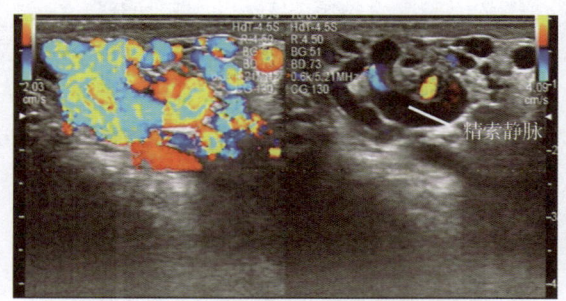

图8-4-4　精索静脉曲张

【鉴别诊断】

需与精液淤积鉴别，精液淤积病灶透声差，无法检测到血流信号。

五、睾丸、精索鞘膜积液

【病因及临床表现】

精索部分的鞘膜突闭合不完全，鞘膜腔内液体超过正常值即为积液。鞘膜积液在临床上应用透光试验，诊断并不困难；当出现鞘膜增厚或积液混浊时，可用超声鉴别。

【超声表现】

阴囊内液性暗区，多呈无回声区，可伴散在光点悬浮。以睾丸鞘膜积液为常见，超声表现为暗区包绕睾丸周边；当液体包绕睾丸并延伸至精索时，称睾丸精索鞘膜积液，如仅包绕于精索称精索鞘膜积液（图8-4-5）。

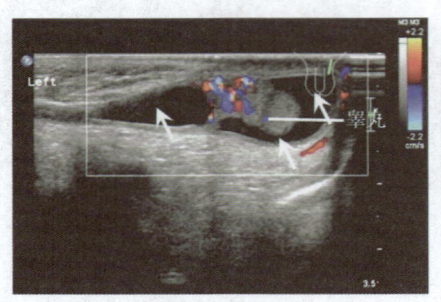

图8-4-5　睾丸精索鞘膜积液（儿童）

【鉴别诊断】

需与炎症等引起的阴囊内积液鉴别，炎症所致积液通常透声性差，可存在多发分隔、阴囊壁水肿等。

六、睾丸微石症

【病因及临床表现】

为生精小管钙化沉积所致，可能会出现精子质量降低，部分患者并无不适。

【超声表现】

二维图像为睾丸实质内多发、散在分布的强回声光点，彩色多普勒多无血流异常（图8-4-6）。

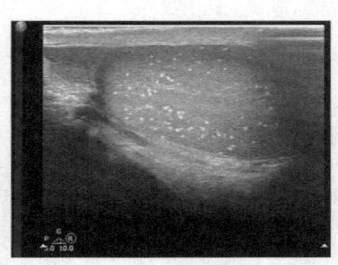

睾丸实质内可见多发钙化点

图8-4-6　睾丸微石症

第五节　阴茎常见疾病的超声表现

勃起功能障碍

【病因及临床表现】

勃起功能障碍又称阳痿，是指因年龄或疾病导致阴茎微血管供血障碍，出现阴茎勃起质量不佳，造成性生活满意度降低。

【超声表现】

二维图像下阴茎无明显改变，弹性成像可能发现阴茎较正常组织硬度升高。

血流动力改变：①动脉型阳痿表现为阴茎深动脉血流速度偏低，通常以松弛状态单侧血流速度<15 cm/s，或双侧血流速度之和<30 cm/s为判断标准。②静脉型阳痿表现为勃起后检查动脉血流时，静脉持续血流频谱始终存在（图8-5-1）。

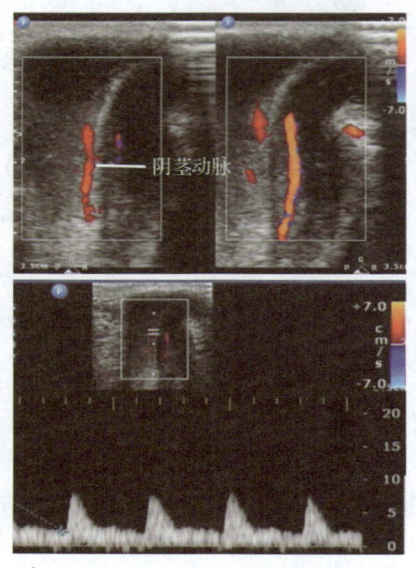

阴茎动脉

频谱为混合型阳痿

图8-5-1 勃起功能障碍

【鉴别诊断】

需与心理性勃起功能障碍鉴别，在检查过程中应注意保护隐私，保持室温适宜。

第一节 超声检查方法

一、病史询问及体格检查

（1）病史询问。检查前询问相关的病史，如检查乳腺时询问月经史、既往乳腺病史、乳房是否胀痛与压痛、是否触摸到肿块、有无溢乳或溢液等，甲状腺检查时询问有无心率过快、消瘦等与甲状腺疾病相关病史。

（2）体格检查。视诊、触诊浅表器官，并对比检查双侧浅表器官形态、皮肤表面特征、有无肿块，如有肿块，则需要检查肿块的质地、部位、大小等。

二、仪器设备的选择及调节

通常选用5.0～17.0 MHz高频线阵探头，遇高频探头无法清晰显示病灶的大小及形态时，可采用3.5～4.0 MHz线阵探头协助检查。

三、检查方法

检查前一般无特殊准备，取平卧位，充分暴露检查部位，直接扫查即可。必要时可适当调整体位。必须全面扫查，切勿遗漏。

四、观察和分析的内容

（1）观察浅表器官形态是否正常及其内部回声、血供情况。观察是否有肿块，以及肿块的质地、大小、形态、边缘、内部回声、周边回声、纵横比、有无钙化、血供、与周围正常组织的关系等情况。

（2）观察腋窝区、颈侧区是否有异常肿物，淋巴结是否肿大等。

（3）观察淋巴结的形态、大小、血供情况等。

第二节　浅表器官正常声像图

1. 乳腺

成年乳房由皮肤、皮下组织与乳腺组织3种结构组成，乳腺组织由实质和间质组成，随女性各个不同时期月经周期及内分泌等生理情况的改变，乳腺声像图呈现出不一样的特点。

正常生育期女性乳腺小叶呈不均匀的中等强度回声，输乳管为低回声管腔，小乳管向乳头方向汇合成中、大乳管，最后输乳孔开口于乳头（图9-2-1）。

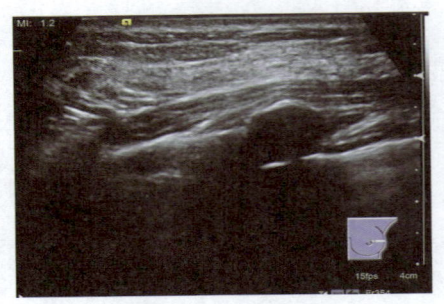

图9-2-1　正常乳腺

2. 甲状腺

甲状腺是成年人最大的内分泌器官，位于颈前区，由左右两侧叶及峡部组成，三者呈"H"形分布。甲状腺主要由甲状腺上动脉、甲状腺下动脉及二者伴行的静脉供血。

正常甲状腺轮廓清晰，表面光滑，包膜完整，内部回声均匀。横切面可测量甲状腺双侧叶左右径（正常<2 cm）及前后径（正常<1.5 cm）（图9-2-2）。

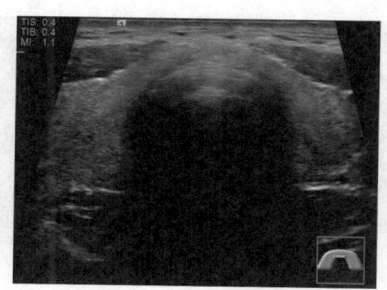

图9-2-2 正常甲状腺

3. 涎腺

人体的涎腺主要由左右对称的3对腺体组成，分别是腮腺、颌下腺及舌下腺。腮腺位于耳垂前下方及颌后窝内，形似楔状。颌下腺呈三角形或类圆形，位于颌下三角内。舌下腺位于口底黏膜、颌下腺及下颌舌骨肌的深面上方，形似枣核。

正常腮腺呈均匀、规则的实性低回声，回声较周围脂肪组织回声稍强，其内可见曲线样短小带状稍强回声。腮腺后方回声衰减明显（图9-2-3左）。

正常颌下腺呈分布均匀的细小点状回声，回声强度与腮腺相近（图9-2-3右）。

正常舌下腺较小，边界欠清晰，内部回声类似于颌下腺。

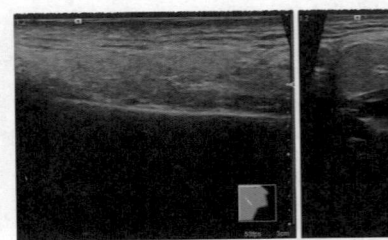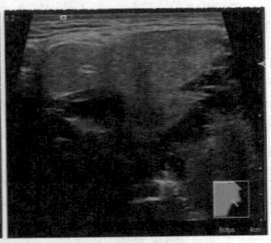

左：正常腮腺；右：正常颌下腺

图9-2-3 正常涎腺

第三节 常见乳腺疾病的超声表现

一、急性乳腺炎

【病因及临床表现】

最常见产褥期乳腺炎，其主要原因是乳汁淤积及细菌入侵。临床表现为乳腺肿大、胀痛，皮肤发红、发热，部分可触及肿块，脓肿形成等，当脓肿处理不当时，可出现皮肤表面破溃，脓液流出。

【超声表现】

（1）急性期炎症感染区域皮肤增厚，皮下脂肪回声增强，腺体回声紊乱，局部增厚，随病情进展可迅速进展至弥漫性增大，可见不规则低回声结节，边界不清晰，内部回声不均匀，边缘回声可增强。探头加压时局部有压痛（图9-3-1）。CDFI：可见丰富血流信号。

（2）脓肿形成期肿块内部呈一个或数个不均质液性暗区，脓液浓稠时无回声区腔内呈现星点状或云雾状弱回声。肿块内部也可呈多房性改变。CDFI：脓肿边缘处可见低速血流信号。

（3）乳腺导管瘘病变处可见条形管状结构，上端与皮肤甚至体表相通，下端与扩张的导管相通，管状结构壁增厚、毛糙，腔内透声差。

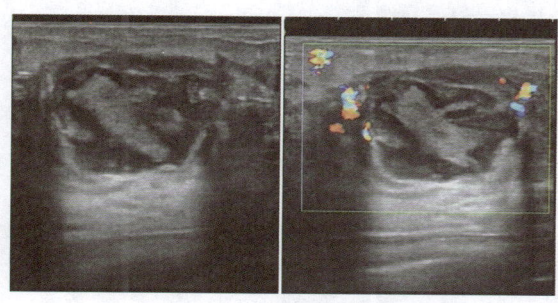

图9-3-1　急性乳腺炎

【鉴别诊断】

需与乳腺癌、乳腺良性肿瘤等鉴别。

（1）乳腺癌：好发于老年女性，表现为腺体层内边界模糊的低回声或混合回声，质硬。

（2）乳腺良性肿瘤：边界清晰，内部回声均匀，多为稍低或等回声病变。

二、乳腺结构不良及瘤样病变

乳腺结构不良是指因卵巢内分泌紊乱引起乳腺实质及间质不同程度的增生及复旧不全，致使乳腺结构在数量和形态上异常，形成可触及的肿块。世界卫生组织根据其病理发展及结构的不同分为乳腺增生、乳腺腺病及乳腺囊肿。

（一）乳腺增生
【病因及临床表现】

乳腺增生以乳腺疼痛为特征，生育期女性多见，并与月经周期相关。其病理改变主要是乳腺组织受内分泌影响的周期性改变。

【超声表现】

乳腺组织增厚、纤维组织结构紊乱，回声分布失常（图9-3-2），并具有以下特点：

（1）多为双侧多发，也可单侧单发。

（2）病灶位置、乳腺增大程度不定。

（3）回声多样，形态不一：可呈导管增生、实质性腺叶型，但多为混合多样回声。

（4）CDFI：乳腺表面脂肪层内可见较多的彩色血流信号。

【鉴别诊断】

需与乳腺纤维腺瘤、乳腺囊肿等鉴别。

（1）乳腺纤维腺瘤：典型超声表现为椭圆形、有完整包膜的结节，若纤维腺瘤较小，包膜显示不清，则难以与之鉴别。

（2）乳腺囊肿：表现为薄壁、边界清晰、内无回声、后方回声增强的结节。

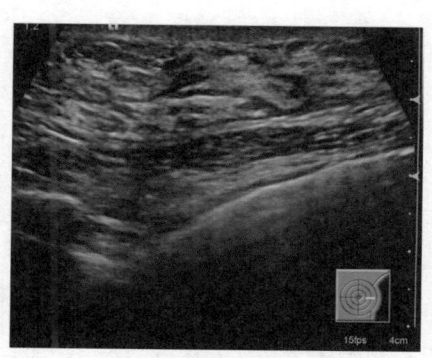

图9-3-2　乳腺增生

（二）乳腺腺病

【病因及临床表现】

乳腺腺病好发于中青年女性，并表现为与月经周期相关的乳痛，乳腺一侧或双侧坚韧不硬，界限不清。其病理特征主要表现为早期乳腺小叶间导管及末梢导管不同程度增生，后期结缔组织明显增生，此期间乳腺小叶结构基本存在。

【超声表现】

（1）弥漫病变型：乳腺腺体内局限性回声增强，内部回声不均匀，可见高回声斑片状结节，形态不规整，边界不清晰，无包膜，呈豹纹征（图9-3-3）。

（2）伴纤维瘤样增生：腺体内出现不均匀的强回声团块，与内部玻璃样变的低回声一起形成混合型瘤样肿块回声，似有边界，后方可能有声影。

（3）无症状肿块：呈边缘不规则的低回声团块，纵横比接近1，后方回声衰减，CDFI示病灶内血流信号丰富。其声像图与恶性病变不易区分。

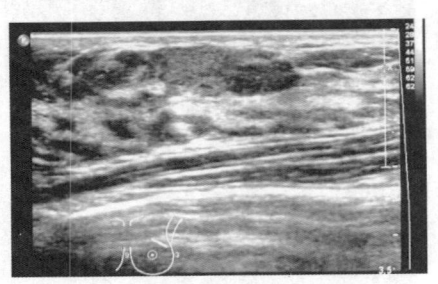

图9-3-3 乳腺腺病（弥漫病变型）

【鉴别诊断】

需与乳腺恶性肿瘤鉴别。

乳腺恶性肿瘤：血流信号通常较丰富，可结合弹性成像及超声造影加以鉴别，鉴别困难者，可进一步行穿刺活检。

（三）乳腺囊肿

【病因及临床表现】

乳腺囊肿好发于中年女性，单侧或者双侧发生，较大的囊肿、位置表浅者可触及波动感。其病理特征为导管扩张及上皮瘤样增生。

【超声表现】

（1）单纯性囊肿：乳腺腺体层见无回声区，其大小不等、边缘明显，后方回声增强。当合并感染时，囊壁可增厚、毛糙，囊内透声差，部分可有分层现象（图9-3-4）。

（2）乳汁淤积性囊肿：乳腺腺体层见囊性包块，大多单发，常见于乳晕区以外。包膜完整、光滑、较薄，后方回声无明显增强。其内部回声与乳汁浓缩情况相关，初时内部回声不均匀，可见密集的点状回声，当乳汁完全浓缩后，内部回声增强，且后方可有轻度衰减，有时可出现水-脂分离现象，有时可见囊性肿块与乳腺导管连通。

（3）复杂性囊肿：单发或者多发，超声表现复杂多样。CDFI示囊内无血流信号，部分囊壁可见短线状血流信号。

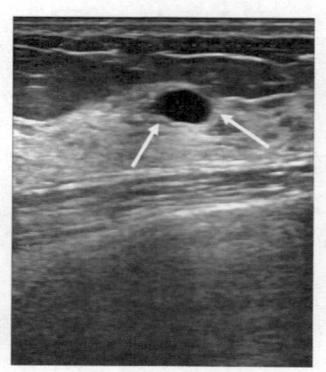

图9-3-4 乳腺囊肿

【鉴别诊断】

需与乳腺脓肿鉴别。

乳腺脓肿：临床表现为红、肿、热、痛，超声可见肿块不规整，囊壁厚，囊内伴细小点状回声。

三、乳腺纤维腺瘤

【病因及临床表现】

乳腺纤维腺瘤好发于青年女性，是最常见的乳腺良性肿瘤。临床表现为无痛、实性、边界清晰的孤立性结节，触之可移动。其病理主要表现为实性结节，质地较硬，可呈分叶状，包膜常完整。随着病程进展，结节可发生玻璃样变、黏液样变及钙化。

【超声表现】

（1）多呈椭圆形，部分呈圆形、分叶状低回声。

（2）边界清晰，包膜完整。

（3）内部回声均匀，后方无衰减，部分后方回声稍增强，病程迁延时部分病灶内可见少许点状钙化。

（4）可有侧方声影。

（5）与周围组织分界清晰，无粘连，探头加压时可被轻度压缩（图9-3-5）。

（6）CDFI：病灶较小时通常周边及内部无明显血流信号，病灶较大时周边可见环状血流信号，内部可见周边血流分支进入。可测得低速动脉频谱。

【鉴别诊断】

需与复杂性乳腺囊肿、乳腺癌鉴别。

（1）复杂性乳腺囊肿：内部回声不均匀，后方可见声衰减。

（2）乳腺癌：形态不规则，纵横比常＞1，边界不清晰，呈蟹足状或毛刺状，常合并钙化，CDFI示血流信号丰富。

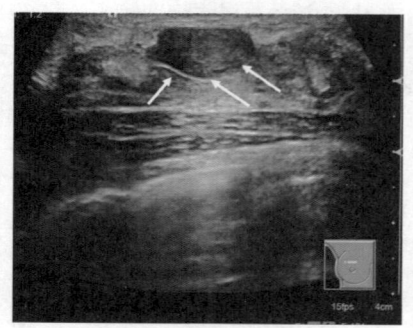

图9-3-5　乳腺纤维腺瘤

四、乳腺导管内乳头状瘤

【病因及临床表现】

乳腺导管内乳头状瘤可分为中央型和外周型，中央型好发于40~50岁，最常见的临床表现是单侧乳头溢液，尤其是血性溢液。外周型通常在体检时发现，其病理特征主要为乳腺导管上皮和间质增生，形成乳头状结构。

【超声表现】

（1）中央型：乳头或乳晕下导管囊性扩张呈无回声，其内可见乳头状低或等回声结节、实质性团块，回声不均匀，强弱不等，结构紊乱，部分可见微钙化（图9-3-6）。

（2）外周型：乳腺外区中小导管扩张，扩张导管内有中等回声的小颗粒、大小不等的微小结节附着于管壁。

（3）部分乳腺导管内乳头状瘤也可表现为低回声实性结节，以外周型多见，需与其他乳腺肿瘤鉴别。

（4）CDFI：实性部分可见丰富血流信号。

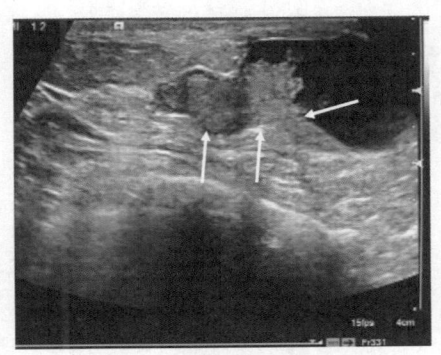

图9-3-6　乳腺导管内乳头状瘤

【鉴别诊断】

需与乳腺增生症、导管内乳头状癌鉴别。

（1）乳腺增生症：可见导管扩张，但其内无实性肿块声像。

（2）导管内乳头状癌：常见于老年女性，导管内肿块形态更不规则，走形扭曲、僵直，可伴钙化，CDFI示肿块实性部分血流信号丰富。

五、乳腺癌

【病因及临床表现】

乳腺癌是我国妇女发病率最高的恶性肿瘤，且呈年轻化趋势。多数患者因乳房肿块，乳头溢液、回缩，乳房形态异常（如橘皮样改变）、疼痛等症状就诊。

【超声表现】

（1）肿块较小时形态多规则，也可不规则，肿块较大时多呈不规则形、小分叶状。

（2）边缘多不清晰，呈成角或毛刺状，部分周边可见高回声晕环。

（3）肿块纵横比>1，肿块生长与乳腺组织长轴不平行。

（4）微小钙化：可见低回声肿块中簇状分布的点状强回声。

（5）Cooper韧带（乳房悬韧带）连续性中断，腋窝出现异常肿大的淋巴结。

（6）肿块周边的腺体结构、乳房浅筋膜等组织常受牵拉，形态失常。

（7）CDFI：肿块血流信号丰富，且血流形态失常、杂乱，肿块周边可见粗大的穿入型动脉血流。多可测得高速高阻频谱（图9-3-7）。

【鉴别诊断】

需与乳腺纤维瘤等乳腺良性肿瘤鉴别。

乳腺纤维瘤等乳腺良性肿瘤：肿块形态规则、边界清晰，纵横比常<1，内部回声均匀或欠均匀，CDFI示肿瘤周边及内部见少许血流信号。

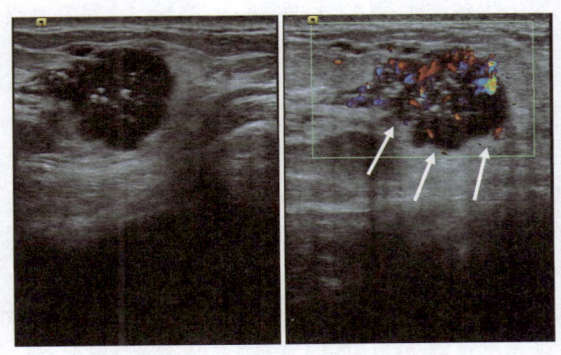

左：乳腺低回声团边缘成角、毛刺状，内部多发针尖样钙化；右：低回声团内血流信号丰富、杂乱

图9-3-7 乳腺癌

第四节　常见甲状腺疾病的超声表现

一、甲状腺功能亢进症

【病因及临床表现】

甲状腺功能亢进症是由于甲状腺腺体产生过多甲状腺激素而引起的甲状腺毒症。临床表现主要有心悸、多汗、易激动、食欲亢进、消瘦、大便次数增多或腹泻、女性月经量少等。

【超声表现】

甲状腺弥漫性对称性肿大，实质回声呈弥漫或散在减弱。病程较长或反复发作者，腺体回声不均匀。CDFI示血流信号丰富，表现为火海征。甲状腺上动脉流速加快，阻力减小（图9-4-1）。

【鉴别诊断】

需与慢性自身免疫性甲状腺炎、亚急性甲状腺炎等鉴别。

（1）慢性自身免疫性甲状腺炎：甲状腺实质回声不均匀，可见条状高回声分隔，呈网格状，病变早期，腺体内血流信号增多，可合并甲状腺功能亢进，后期由于腺体纤维化，腺体内血流信号相对较少。

（2）亚急性甲状腺炎：表现为炎症局部增大，呈片状低回声，边界较模糊，甲状腺血流无增加或病灶区轻度增加。探头挤压时会出现较明显疼痛。

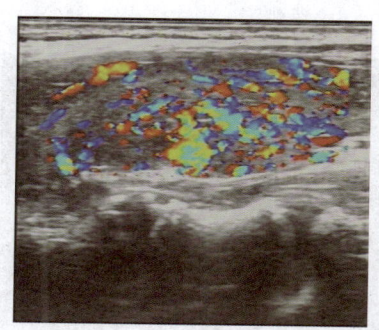

图9-4-1　甲状腺功能亢进症彩色多普勒

二、结节性甲状腺肿

【病因及临床表现】

结节性甲状腺肿是在单纯性甲状腺肿的基础上反复增生和复原所形成的增生性结节，当甲状腺肿大时，周围组织器官可受压而产生相应临床症状。

【超声表现】

甲状腺大小正常或呈不对称性增大，表面不平整，结节常呈多发性，大小不一，边界清晰或模糊，可表现为高、中、低或混合回声，内部可有出血、囊性变、钙化等表现。CDFI示结节内血供状态不一，周边可见环状、半环状或条状血流信号（图9-4-2）。

【鉴别诊断】

主要与甲状腺腺瘤、甲状腺癌鉴别。

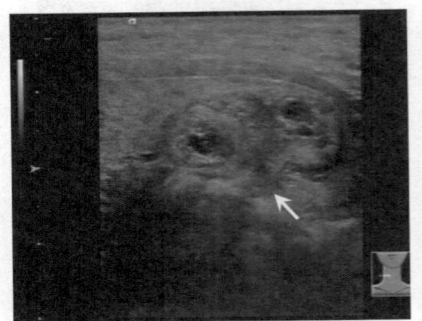

图9-4-2　结节性甲状腺肿

三、甲状腺腺瘤

【病因及临床表现】

甲状腺腺瘤是发生在甲状腺滤泡上皮的一种良性肿瘤，可分为滤泡性、乳头状、混合型3种。肿瘤生长缓慢，一般无自觉症状，如合并瘤内突然出血，肿瘤可迅速增大并有局部疼痛。

【超声表现】

一般为单发，圆形或椭圆形，多数为均匀等回声，也有低或高回声，较大者易合并囊性变、出血或坏死等，内部有不规则无回声区、钙化灶或胶质浓缩。结节边界清晰，边缘整齐，有高回声包膜，多数周围可见薄晕环。CDFI示内部血供程度不等，周围血流常呈环状，多数血流较丰富（图9-4-3）。

【鉴别诊断】

需与结节性甲状腺肿、甲状腺癌鉴别。

（1）与结节性甲状腺肿鉴别时，如甲状腺实质整体回声均匀，出现有包膜的单发结节，则多为甲状腺腺瘤。

（2）甲状腺癌无包膜，边界不整齐，一般有微钙化，伴回声衰减，内部血流常较周边丰富，血管走形杂乱。

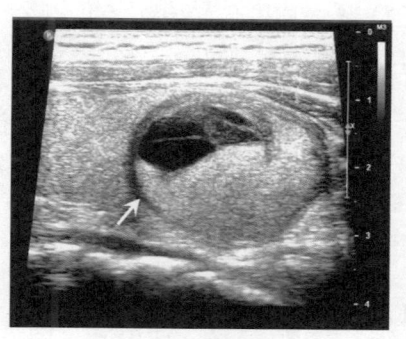

图9-4-3 甲状腺腺瘤

四、甲状腺癌

【病因及临床表现】

甲状腺癌可分为乳头状癌（占75%～90%）、滤泡状癌、髓样癌和未分化癌。分化良好的甲状腺癌，如乳头状癌，常生长缓慢，无任何临床症状。髓样癌和未分化癌发展较快，常浸润周围组织并出现相应症状。

【超声表现】

（1）较大癌灶边界通常模糊，髓样癌和微小癌灶边界清晰。

（2）内部呈实性不均质低回声，可伴微钙化。

（3）形态常不规则，纵横比＞1。

（4）伴颈区淋巴结异常，表现为淋巴门消失或部分消失，出现囊性变、钙化或局限性高回声等。

（5）CDFI：部分结节血流丰富或局限性丰富、分布杂乱，结节内部可见穿支血管。部分恶性结节周边部分环绕血流或无血流信号。转移性淋巴结内部血流杂乱，可达皮质边缘或沿被膜走行（图9-4-4）。

【鉴别诊断】

需与甲状腺腺瘤、亚急性甲状腺炎（单侧性）鉴别。

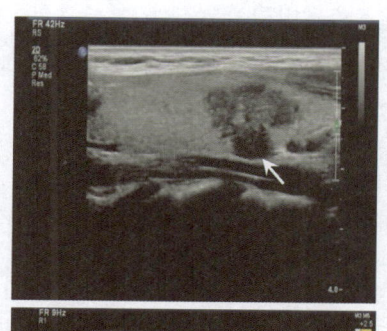

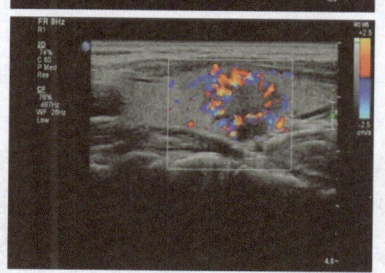

图9-4-4　甲状腺癌二维及彩色声像

五、亚急性甲状腺炎

【病因及临床表现】

亚急性甲状腺炎是一种自限性非化脓性炎性疾病，发病前多有上呼吸道感染的症状，如早期可有发热、甲状腺肿大伴疼痛等症状。开始时病变局限于一侧，后逐渐发展为双侧。

【超声表现】

患侧甲状腺可肿大，特征性表现为腺体内有边界模糊的散在性或融合性片状低回声区，即洗出征。初期有压痛。病灶回声随病程进展而变化，恢复期低回声区增强、不均匀，渐渐缩小至消失。CDFI示原有的甲状腺血管在低回声区内自由穿行，周围无血管环绕（图9-4-5）。

【鉴别诊断】

需与急性化脓性甲状腺炎、慢性自身免疫性甲状腺炎、甲状腺癌鉴别。其中急性化脓性甲状腺炎多有发热，炎症部位可出现液化。

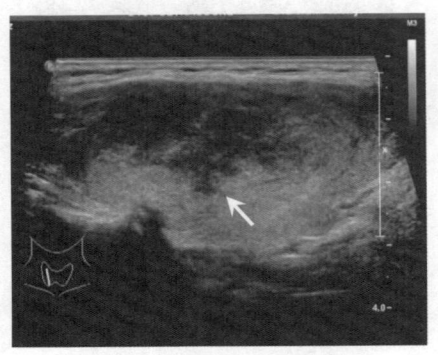

图9-4-5　亚急性甲状腺炎

六、慢性自身免疫性甲状腺炎

【病因及临床表现】

慢性自身免疫性甲状腺炎又称慢性淋巴细胞性甲状腺炎、桥本甲状腺炎。早期一般无临床症状，仅表现为甲状腺过氧化物酶抗体（TPOAb）阳性，晚期有甲状腺功能减退的表现。

【超声表现】

甲状腺弥漫性肿大，峡部明显增厚，以前后径改变为主。病程初期包膜清晰，后期凹凸不平。腺体回声弥漫性减低、不均匀，内见多发条状高回声区及散在分布的小低回声区，整个腺体呈虫蚀样改变。CDFI示血流信号早期弥漫性增多，后期由于腺体纤维化，血流信号无明显增加或仅轻度增加（图9-4-6）。

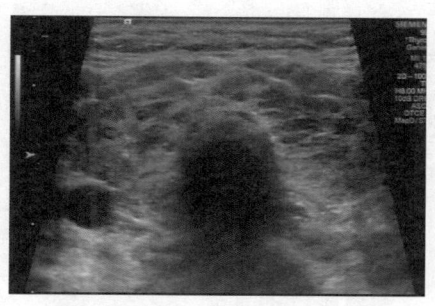

图9-4-6　慢性自身免疫性甲状腺炎

【鉴别诊断】

需与亚急性甲状腺炎、甲状腺癌、结节性甲状腺肿鉴别。

第五节　常见甲状旁腺疾病

甲状旁腺增生

【病因及临床表现】

本病病因未明，主要表现为高钙血症及腰背部、髋部、胸肋部和四肢的疼痛。原发性甲状旁腺功能亢进者，由原发性甲状旁腺增生引起的约占10%。

【超声表现】

甲状旁腺均增大，呈椭圆形或不规则形，内部呈均匀的低或等回声，无包膜，一般无钙化或囊性变。CDFI示血流不如甲状旁腺腺瘤丰富（图9-5-1）。

【鉴别诊断】

需与甲状旁腺腺瘤鉴别，后者一般为单发，相对较大。

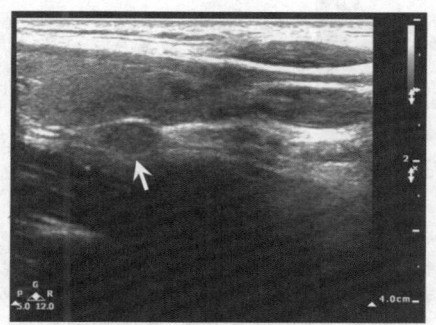

图9-5-1 甲状旁腺增生

第六节 腮腺常见疾病超声诊断

一、腮腺炎

【病因及临床表现】

腮腺炎多由周围组织感染蔓延所致，也可并发于全身性疾病。初期表现为腮腺区肿痛。

【超声表现】

初期腺体增大，回声减低，均匀或不均匀，伴周围淋巴结肿大。出现化脓时，腺体内可见不规则无回声区，内部伴点状或絮状回声，脓肿初期也可为不均匀团块状回声。慢性者，腺体弥漫性增大，边缘清晰或模糊，回声可减弱，也可见纤维组织增生或钙化的高或强回声。CDFI示血流信号丰富（图9-6-1）。

【鉴别诊断】

主要与流行性腮腺炎鉴别，后者儿童多发，有明确的传染病史，常同时或先后发生于双侧。

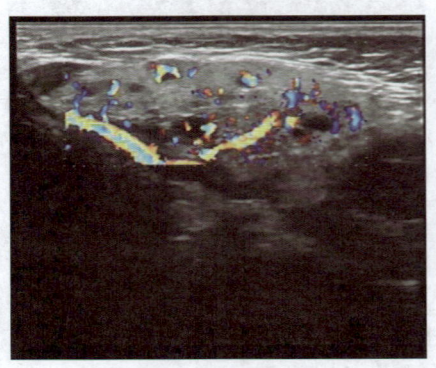

图9-6-1　腮腺炎

二、腮腺混合瘤

【病因及临床表现】

腮腺混合瘤是唾液腺最常见的良性肿瘤，90%以上发生在腮腺，又称多形性腺瘤。多为单侧，生长缓慢。

【超声表现】

腺体局限性增大，内见圆形或椭圆形低回声，较大者，可呈分叶状，多数边界清晰、包膜完整，后方回声可增强，可伴囊性变或出血、坏死。CDFI示提篮样血流（图9-6-2）。

【鉴别诊断】

主要与腮腺淋巴瘤鉴别，后者内部呈均匀极低回声，后方明显增强，囊性成分更多，血流相对丰富。

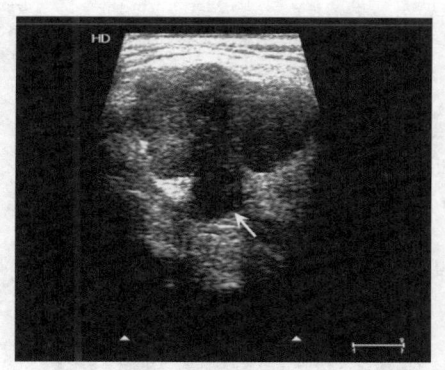

图9-6-2　腮腺混合瘤

第七节　常见淋巴结疾病的超声表现

一、淋巴结反应性增生

【病因及临床表现】

多因葡萄球菌或链球菌感染引起。临床表现为受累区域淋巴结肿大压痛，伴畏寒、发热、头痛、全身不适等症状。

【超声表现】

急性期淋巴结增大，常为椭圆形，边界清晰，被膜完整，皮质均匀性增厚，回声减低，髓质居中，呈线状高回声或不清晰。CDFI可见淋巴门血供（图9-7-1）。

【鉴别诊断】

需与转移性淋巴癌、恶性淋巴瘤鉴别。

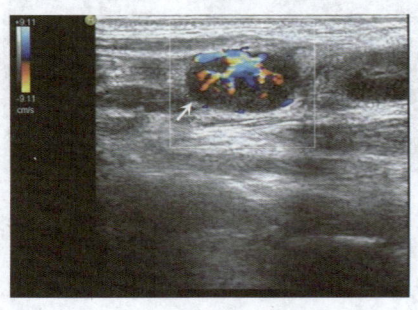

图9-7-1　浅表淋巴结反应性增生

二、淋巴瘤

【病因及临床表现】

本病病因不清，主要表现为浅表淋巴结无痛性、进行性肿大，质韧，起病隐匿，可伴发热。多位于颈部和锁骨上。

【超声表现】

淋巴结肿大，呈椭圆形或圆形，边界清晰，被膜完整，皮、髓质分界不清晰，内部回声极低。常为多区域、多组淋巴结发病。CDFI示淋巴结血流丰富，呈中央型或周围型血流信号。见图9-7-2。

【鉴别诊断】

需与淋巴结转移癌鉴别。

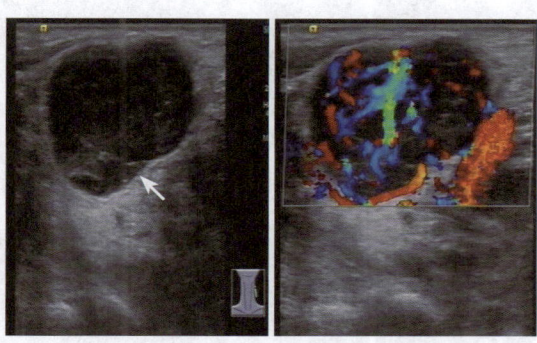

图9-7-2　淋巴瘤二维及彩色声像

三、淋巴结转移癌

【病因及临床表现】

不同原发病灶有各自好发的转移部位。初期肿块常为单发、质硬、无痛，可被推动，渐渐发展为多个肿块，并侵犯周围组织，肿块固定，呈结节状，晚期破溃后可出现感染、出血。

【超声表现】

淋巴结肿大，圆形，短径增大，被膜圆滑或局部隆起，皮、髓质分界不清晰，内部回声减低、不均匀，可发生液化，呈无回声或点状低回声。CDFI示以周围型血流信号为主，走行不规则，由外周向中央分布（图9-7-3）。

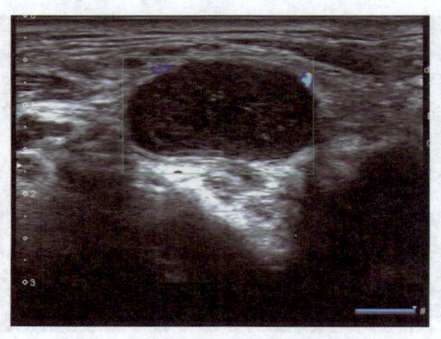

图9-7-3 肺腺癌颈部淋巴结转移

【鉴别诊断】

需与淋巴瘤鉴别。

第十章 介入性超声

第一节 超声引导下肿物穿刺活检及治疗的超声检查方法

一、操作人员资质及操作组成员

介入性超声属侵入性操作，其核心内容有两点：第一，精确的超声引导技术；第二，直接有效的介入诊断或治疗技术。介入性超声的实施如同外科手术一样，需要主操作者与助手认真配合协作，以保证操作顺利、准确地完成。

根据介入性超声的诊疗要求，操作组至少应由3名医护人员组成，其基本配备如下：介入操作医师1名，需具有主治医师或主治医师以上职称、3年以上临床诊疗工作经验，其主要职责为直接完成介入操作；超声医师1名，主要负责超声引导技术，进行术前定位、术中引导穿刺针进入靶目标，监视介入操作的全过程；巡回护士1名，需具有一定临床工作经验，主要负责患者的术前准备，如术前注射输液及测量血压和脉搏，术中保障药品及器材的供给，术后协助观察及护送患者；如需实施静脉麻醉，由麻醉科派医师进入介入室完成麻醉工作。

二、介入性超声操作流程

（一）适应证与禁忌证

1. 适应证

凡超声可显示的人体各器官组织或相关病灶，除有关禁忌证外，均可进行介入性超声的诊断和治疗。

2. 禁忌证

（1）患者有严重出血倾向。

（2）患者合并有其他严重疾病，如动脉瘤、嗜铬细胞瘤、心力衰竭、肾衰竭等。

（3）患者不能配合治疗。

（4）无穿刺路径。

（二）术前准备

（1）常规生化检查，如血常规、凝血功能；经阴道介入操作者，需常规查验白带。如有显著异常，应予纠正后施术。

（2）经直肠介入时需清洁洗肠、术前进行预防性抗生素治疗。

（3）术前应详细了解患者病情，与患者充分沟通，解释操作过程，签署穿刺手术知情同意书。

（三）探头、针具的选择

1. 穿刺探头的选择

（1）凸阵探头：行腹腔脏器介入操作时选择，如腹腔置管引流术等。

（2）线阵探头：行浅表器官介入操作时选择，如甲状腺细针穿刺活检术等。

（3）腔内探头：行盆腔介入操作时选择，如卵巢囊肿穿刺抽吸术等。

2. 穿刺针具的选择

（1）细针（图10-1-1）：外径＜1 mm的穿刺针，常用型号20～23 G（外径0.9～0.6 mm），其中22 G最常用。

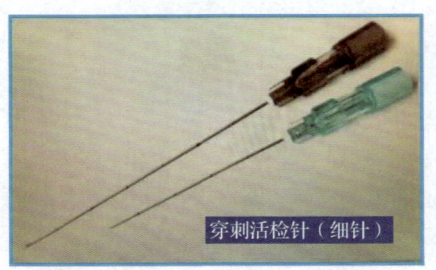

穿刺活检针（细针）

图10-1-1　穿刺活检针

（2）粗针：指外径≥1 mm的穿刺针，常用型号14～19 G（外径2.0～1.0 mm），其中18 G最常用。

（3）引流管：由高分子医用材料制成的直型或猪尾状等形状的导管。配备有与之匹配的金属导丝和穿刺针。主要应用于经皮肝穿刺置管引流术、体内积液或积脓的抽吸和置管引流。

（4）活检枪：是利用内置弹簧的高速弹射作用，自动完成组织切割的一种装置，按需配置不同规格的活检针。

（四）超声引导穿刺操作方法

（1）穿刺定位：了解病灶部位、大小、形态，重点观察病灶与周围脏器、血管的关系，确定穿刺体位、穿刺点、穿刺路径及靶目标。

（2）消毒：操作者必须戴帽子、口罩，穿消毒隔离衣，戴消毒手套；患者局部皮肤常规消毒，铺无菌巾；换用消毒的穿刺探头或使用无菌薄膜包裹探头。

（3）麻醉：对穿刺部位行局部浸润麻醉，常规用1%～2%的利多卡因。

（4）引导穿刺：根据穿刺定位的路径，将穿刺针经皮肤刺入病灶部位，显示器要能清晰显示进针方向和针尖位置。

（5）取材、置管或治疗等：穿刺针到达预定靶目标后，根据需要进行取材、置管引流或囊液抽吸等操作。操作完成后迅速退针或根据需要置管固定，处理样本。

（6）伤口处理：穿刺后消毒、包扎伤口，观察患者有无不适反应。1~2小时后如无明显不适，在临床医师看护下，患者方可离开超声介入治疗室。嘱患者当天尽可能卧床休息，避免剧烈活动，并注意保护穿刺伤口，防止感染。

（五）注意事项

（1）注射局部麻醉药前，先回抽，无血方可注射。

（2）使用全自动活检枪时需注意活检针向前弹射的距离，避免损伤肿物深处的脏器。

（3）部分儿科患者需在手术室全身麻醉后进行介入操作，以保证穿刺的安全性。

（4）穿刺后常见并发症多发生在术后2~3小时，所以患者术后需至少卧床休息4小时，并在此期间严密监测生命体征。

（六）并发症的预防及处理原则

（1）严格掌握适应证、禁忌证，在介入治疗操作中，若目标不清晰、针尖位置不确定，不可盲目进行活检或治疗操作。

（2）介入操作后应注意观察患者生命体征，注意穿刺部位是否有加剧性疼痛、局部出血等异常表现。如有异常须明确原因，尽快给予有效的针对性治疗。

（3）超声介入治疗室应备有相应抢救药物及

器械。

（4）超声介入治疗过程中出现心跳、呼吸骤停时按心肺复苏的抢救流程实施抢救。

第二节　超声引导下肿物穿刺活检术

一、经皮甲状腺细针穿刺活检术（FNAB）

（一）适应证与禁忌证

1. 适应证

适用于常规超声检查高度怀疑恶性的甲状腺结节，其他检查难以诊断的弥漫性甲状腺病变，甲状腺癌切除术后随访、了解有无复发或颈部淋巴结转移等。

2. 禁忌证

甲状腺自身条件较差，如甲状腺体积过小、严重钙化或质软，凝血功能异常，甲亢、甲状腺炎症急性期等。

（二）操作方法

（1）探头及穿刺针的选择：使用高频线阵探头，频率以8～14 MHz为佳。针具为20～23 G穿刺针。甲状腺结节直径＞30 mm的可选择合适射程的活检枪。

（2）穿刺定位、消毒、麻醉：患者一般取仰卧位，垫高肩部，头部适当后仰。常规超声检查确定穿刺点，消毒、麻醉。

（3）穿刺活检（图10-2-1）：选取病灶不同区域进行取材，以有钙化灶、囊实性结节的实性部分或囊壁为重点取材，取材时活检针可多角度提拉抽吸。如采用活检枪一般取2～3条组织。

（4）伤口处理：参考本章第一节。

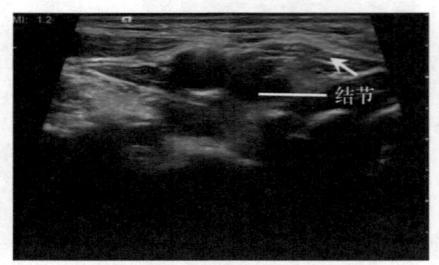

箭头所指处为穿刺针

图10-2-1　甲状腺结节细针穿刺活检

（三）并发症

超声引导下细针穿刺活检对甲状腺的损伤微小，一般无明显并发症，常见的并发症有出血、血肿形成、疼痛等。

（四）注意事项

（1）穿刺过程中应避免患者吞咽及发声，以免针尖移动造成穿刺失败或损伤周围组织。

（2）对多个结节进行穿刺活检时，应一个结节对应一个穿刺针，以避免交叉污染。

（3）拔针后要充分压迫止血10分钟以上，以防皮下血肿形成。

二、肝脏弥漫性病变或实性占位病变穿刺

（一）适应证与禁忌证

1. 适应证

（1）各种急性肝炎、慢性肝炎、肝硬化，局限性或弥漫性肝脏实性占位病变需确诊者。

（2）确定病毒性肝炎分期，肝癌患者放疗、TACE治疗前需经病理确诊者。

（3）与药物有关的肝脏疾病。

（4）原因不明的肝大或肝功能异常。

（5）原因不明的脾大，怀疑由肝脏病变引起需要明确病因者，以及原发部位不明的转移性肿瘤。

（6）了解肝脏病变演变过程或评估肝脏疾病治疗效果。

2. 禁忌证

（1）患者有严重出血倾向，如凝血时间延长、血小板明显减少，或有肝脏腺瘤易出血，穿刺活检时应慎重。

（2）严重肝外阻塞性黄疸，肝内、外胆管明显扩张者。

（3）肝周化脓性感染、化脓性胆管炎。

（4）肝脏瘀血。

（5）大量腹水，尤其是肝前腹水者。

（6）患者不能配合穿刺。

（二）操作方法

（1）探头及器械的选择：选择凸阵低频探头，多用自动可调式活检枪，配置活检针，也可采用一次性自动弹射活检枪。

（2）穿刺定位、消毒、麻醉：一般采取左侧卧位，患者手臂上举于头后，予常规超声定位，消毒、麻醉参考本章第一节。

（3）穿刺活检（图10-2-2）：采用配18 G活检针的活检枪穿刺活检，针尖达肝包膜即停针，嘱患者屏气数秒，快速进针入肝内15～20 mm，击发活检枪后迅速退针完成活检，一般穿刺3针。或采用18 G一次性活检枪穿刺活检。

（4）伤口处理：参考本章第一节。

（三）并发症

常见并发症有疼痛、出血等，其他少见并发症有感染、胆汁性腹膜炎、胆道出血、气胸、皮下血肿、肿瘤针道种植等，目前的研究表明超声引导肝脏肿瘤穿刺的针道种植发生率较低。

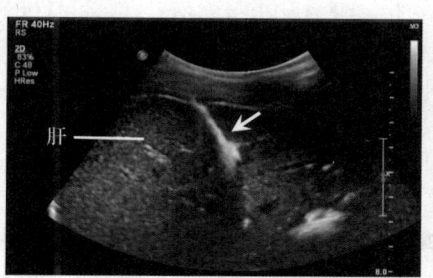

箭头所指处为穿刺针

图10-2-2 肝脏弥漫性病变穿刺

（四）注意事项

（1）熟练操作，进针时屏气以减少肝移动。

（2）穿刺路径上应能通过至少1 cm的正常肝组织，以利于穿刺后针道的闭合，减少出血。

（3）肝右后叶穿刺时应避免损伤胸膜腔、肺脏。

（4）肝脏弥漫性病变，最好选用18 G粗针进行穿刺活检，以获取足够组织进行病理学诊断。

（5）对于不均匀性脂肪肝，应分别穿刺强回声区和低回声区。

（6）肿瘤中心组织易合并出血坏死，因此应选择肿瘤周边低回声区、血供丰富的部位进行取样，进行多点穿刺活检以避开坏死组织。

其他肿物穿刺活检术的方法可根据具体情况参考上述方法之一进行，如浅表肿物（乳腺结节、肿大淋巴结等）穿刺可参考甲状腺细针穿刺，腹腔占位性病变穿刺可参考肝脏弥漫性病变或实性占位病变穿刺。

第三节　超声引导下肿物穿刺治疗术

一、肝脓肿穿刺置管引流

（一）适应证与禁忌证

1. 适应证

直径＞3 cm的肝脓肿，超声可以显示且有穿刺路径的病变，均适宜行穿刺置管引流。

2. 禁忌证

（1）严重心肺疾病，不能耐受置管操作者。

（2）严重凝血功能障碍，无穿刺路径者。

（二）操作方法

（1）探头及器械的选择：选择凸阵低频探头，一般选择一次性医用引流管。

（2）穿刺定位、消毒、麻醉：原则上同肝脏弥漫性病变或实性占位病变穿刺。

（3）穿刺置管：可选用套管针法置管，置管成功后，将首次抽出的脓液送病原学及药敏检查，后续根据细菌培养及药敏试验结果选择针对性敏感抗生素治疗。

（4）伤口处理：参考本章第一节。

（三）并发症

很少发生，较常见的有出血、局部血肿形成、感染扩散及菌血症等，肝右后叶脓肿穿刺者偶有气胸、脓胸发生。

（四）注意事项

（1）多个脓肿腔不通者，应多点穿刺置管，引流管应尽可能置于脓肿最低点以便通畅引流。

（2）右肝脓肿穿刺尽量选择肝裸区进针，膈下脓肿须注意避开膈肌和肺组织，以免造成损伤。

（3）脓肿较大、脓液黏稠抽吸困难者，可注入生理盐水进行稀释后再抽吸，如效果不佳，可往内注入尿激酶或糜蛋白酶，12～24小时后再进行引流。

（4）置管后应每日用生理盐水加抗生素冲洗脓腔，引流不通畅时可适当调整引流管的位置，结核脓肿不做冲洗引流，以防止形成窦道。

（5）若置管后仍引流不畅、高热不退及感染扩散，需及时进行手术切开引流。

（6）拔管时机：引流量持续减少至每天10 mL

以内，体温降至正常温度达3日，可考虑拔管。

二、胸/腹腔置管引流术

（一）适应证与禁忌证

1. 适应证

（1）各种原因引起的游离性或包裹性胸腔、腹腔积液，可疑腹腔内出血、感染或原因不明的积液需要做诊断性穿刺者，或明确诊断后需要进一步引流和/或注药治疗者。

（2）大量胸/腹水引起呼吸困难和/或腹胀等症状，需引流以缓解症状者。

2. 禁忌证

（1）有严重凝血功能障碍。

（2）合并严重心肺疾病不能耐受手术。

（3）包裹性积液位置深，无穿刺路径。

（4）有肝性脑病先兆、肝包虫病及巨大卵巢囊肿。

（5）有严重电解质紊乱导致的大量胸/腹水，禁忌大量放胸/腹水。

（二）操作方法

（1）探头及器械的选择：通常用3.5 MHz低频凸阵探头，少量和中量胸/腹水一次性穿刺抽吸者选用18～20 G PTC穿刺针，大量胸水需持续引流者备

6～8 F引流管。

（2）穿刺定位、消毒、麻醉：包裹性积液定位原则类似于实性病灶，当液体内分隔多时，穿刺路径应经过较大积液腔。常规消毒、麻醉。

（3）置管引流：积液少者，可在超声引导下用PTC针经皮穿刺至积液积聚处，穿刺成功后针尾端接软管至注射器抽吸。积液量多者，可用套管针法穿刺置管，置管成功后，将导管与引流袋连接以低负压持续吸引引流，待引流量显著减少至10 mL以内时拔管。

（4）伤口处理：参考本章第一节。

（三）并发症

超声实时引导下胸腔积液穿刺非常安全，并发症极少且多轻微，常见的并发症有气胸、胸腔感染、出血、胸膜反应等。腹腔穿刺可能引起肠管及膀胱等脏器损伤、腹腔感染、腹腔出血等。只要选择的穿刺点及进针路径合适，超声准确分辨组织结构，并发症均可避免。

（四）注意事项

（1）嘱咐患者穿刺过程中勿咳嗽及深呼吸，避免发生气胸。

（2）为避免损伤肋间神经和血管，应选择肋骨上缘进针。

（3）包裹性积液伴分隔形成时，可在超声引导下用穿刺针刺破分隔或置入带侧孔引流管，以便于引流各个腔隙的积液。

（4）诊断性穿刺的抽液量以能满足检查需要为宜；治疗性抽胸水时，首次抽液量不宜超过800 mL；肝硬化腹水不宜放液过多，首次放液量不宜超过3000 mL，以免加重电解质紊乱和血浆蛋白的丢失，甚至诱发肝性脑病。

（5）术中抽吸积液速度不宜过快，以免引起胸膜反应、负压性肺水肿、血管神经反应等，如患者发生上述并发症，应立即停止操作并予以对症处理。

（6）对于恶性肿瘤或不明原因引起的顽固性胸水经各种办法治疗无效者，可行置管引流后往胸腔内注入可引起胸膜粘连的化学药物。

（7）腹内压力过高时，勿使皮肤至壁腹膜的针眼位于一条垂直线上，应在穿刺针刺入皮肤后，稍向周围移动针头，再刺入腹腔。

三、盆腔囊肿穿刺抽吸治疗

（一）适应证与禁忌证

1. 适应证

盆腔囊肿，囊肿直径＞3.0 cm，穿刺路径能够避开盆腔大血管、膀胱等重要脏器，且患者不会对硬化剂过敏。

2. 禁忌证

（1）凝血功能障碍。

（2）患有急性外阴、阴道炎者，应在炎症治愈后再行经阴道穿刺。

（3）未婚，且有严重外阴、生殖道畸形或瘢痕者，不宜经阴道穿刺。

（二）操作方法

（1）探头及器械的选择：位于膀胱前上方靠近前腹壁的囊肿选择低频凸阵探头（图10-3-1），位于盆腔后下方靠近阴道穹的囊肿选择高频腔内探头（图10-3-2），若两者皆可，建议首选高频腔内探头经阴道途径，穿刺针应用16～18 G PTC穿刺针，另备30 mL或50 mL注射器及相应的无菌穿刺包。

（2）穿刺定位、消毒、麻醉：按常规原则穿刺定位、消毒、麻醉。

（3）穿刺抽吸治疗：巧克力囊肿需用生理盐水反复冲洗囊腔后行硬化治疗，单纯性卵巢囊肿可直接注入无水酒精硬化剂治疗。建议单次注入量以不超过60 mL为宜，注入无水酒精留置2～3分钟后完全抽出。

（4）伤口处理：参考本章第一节。

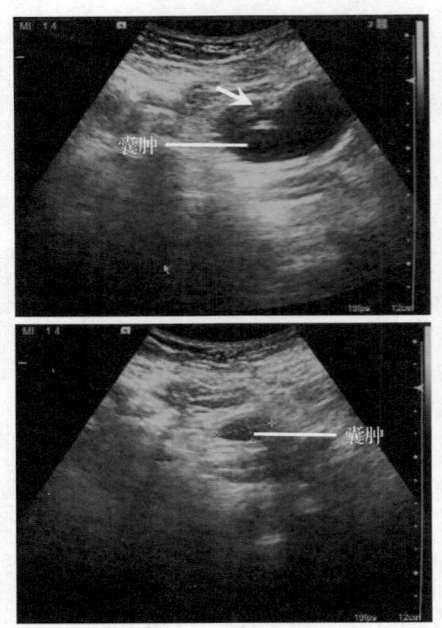

囊肿

囊肿

上：穿刺抽吸前，下：穿刺抽吸后。箭头所指处为穿刺针

图10-3-1　经腹部盆腔囊肿穿刺抽吸治疗

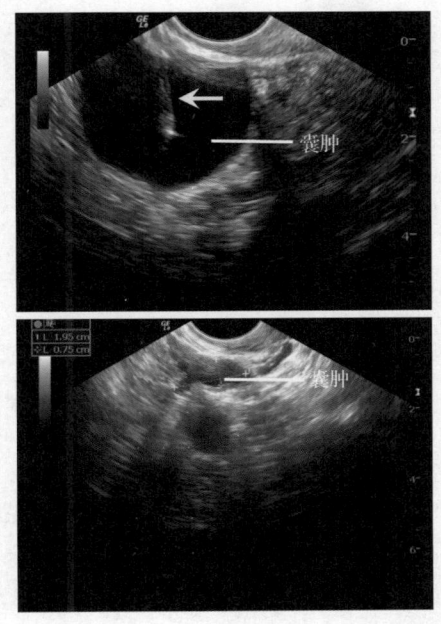

上：穿刺抽吸前，下：穿刺抽吸后。箭头所指处为穿刺针

图10-3-2　经阴道盆腔囊肿穿刺抽吸治疗

（三）并发症

常见并发症有出血、发热、感染，以及酒精吸收反应等。部分患者术后对无水酒精有迟发反应，特别是酒精保留者更容易出现，如发生头晕、恶心、呕吐、心动过速甚至一过性虚脱等，有以上症状者经卧床休息、对症治疗后多可缓解。

（四）注意事项

（1）部分附件囊肿因蒂较长、活动度较大，当经腹壁或阴道探查发现无穿刺路径时，可以适当推动囊肿创造穿刺路径。另外，由于附件囊肿活动度大，宜用快速、有力的进针手法穿刺，必要时还可从腹部固定肿物。

（2）下腹壁及阴道壁均较松弛者，穿刺时应将探头对腹壁或穹窿适度加压以增加紧张度而利于突破，提高穿刺精准度。

（3）部分子宫内膜异位囊肿的囊液较为黏稠，常采用注入少量生理盐水稀释抽吸，但一定要在抽出少量囊液的情况下进行，因为此类囊肿壁韧性差，受挤压或囊内张力加大后易造成急性破裂。

（4）对于囊肿体积较大且囊液黏稠抽吸困难者，建议在初次硬化治疗后1～2周内重复硬化治疗，以改善疗效。

（5）对无水酒精硬化剂疼痛反应无法耐受者，

可在囊腔内注入2%的利多卡因5～10 mL，保留2分钟后全部抽出，再注入无水酒精进行硬化。

（6）穿刺尽量安排在月经干净后3～7天子宫内膜增殖前期进行。

四、甲状腺囊肿、乳腺囊肿的穿刺抽吸术

甲状腺囊肿（图10-3-3）、乳腺囊肿的穿刺抽

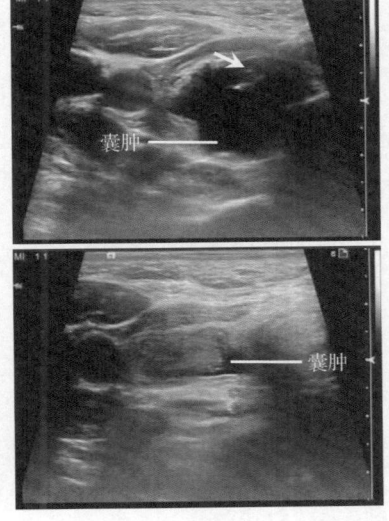

上：穿刺抽吸前，下：穿刺抽吸后

图10-3-3 甲状腺囊肿穿刺抽吸

吸术具体操作可参考甲状腺细针穿刺抽吸术，不同之处在于穿刺工具及穿刺针达病灶后的处理方式。上述囊肿抽吸术穿刺工具可用注射器针和/或PTC穿刺针，穿刺针达病灶后用注射器抽吸囊液，可在超声引导下进行多角度抽吸，以尽可能多地抽吸囊液，然后负压退针，常规消毒包扎伤口。

第十一章 超声造影成像技术

第一节 超声造影成像检查及评估方法

一、超声造影简述

超声造影（contrast enhanced ultrasound，CEUS）成像技术是通过向人体内注入超声造影剂来增强血流和组织回声，以实时成像的方式动态显示组织及病变的造影剂灌注情况，并通过分析造影剂的增强模式来获取组织及病灶的微血管或管腔内灌注信息，从而提高超声诊断的分辨力、特异性和敏感性的成像技术。以注射用六氟化硫微泡为代表的第三代微泡超声造影剂是目前临床应用最广泛的超声造影剂。

按照造影途径，可将超声造影分为血管内超声造影和体腔内超声造影。血管内超声造影主要采用周围静脉团注法来注射造影剂，注射部位为肘前或腕部浅静脉，给药方式和剂量可依检查部位及目的而定，以获取最佳成像效果为宜，一般推荐剂量为2~4 mL，必要时可用4~8 mL；注射造影剂后，用5 mL生理盐水冲管。也可采用连续注射的方式，必要时使用微量注射泵来控制输注速度。体腔内超声造影主要应用于评估子宫输卵管的通畅性及胆管、窦道等的情况，详细检查方法见本章第七节。

操作时须使用具备超声造影功能的仪器和与之匹配的探头来获取造影剂微泡产生的谐波信号，运用造影谐波成像技术可减少组织回声的干扰而获得高信噪比成像。在造影过程中，应动态存储造影信息并使用仪器内置软件对造影过程进行定性分析和定量分析。

二、超声造影观察内容

定性分析主要是观察组织及感兴趣区造影剂增强顺序、均匀性、范围、强度及增强与廓清的快慢等。定量分析可获取感兴趣区时间-强度曲线（time intensity curve，TIC），主要参数为斜率、到达时间、平均通过时间、达峰时间、廓清时间、曲线下面积等。

三、超声造影前准备

进行超声造影的操作者需具备执业医师资格并在操作前接受与超声造影相关的理论及操作培训。由于超声波与微泡造影剂之间可产生多种生物学效应，因此在造影前需严格掌握超声造影适应证及禁忌证，床边应配备抗过敏、抗休克和心肺复苏的药品及设备。还需与患者说明造影的过程、目的及可能出现的意外情况，患者或其家属需签署超声造影知情同意书。

四、超声造影应用范围

随着各类新型超声造影剂的问世及超声造影相关成像技术的发展，超声造影的临床应用范围进一步得到扩展。它不但可用于疾病的诊断，如消化系统、泌尿系统、浅表部位及妇科肿瘤的定性诊断和器官移植术后并发症的判断等，还能有效评估疾病治疗效果，如应用于抗血管生成治疗的评价、肿瘤消融治疗中靶病灶的确定、即时疗效的评估等。随着靶向超声造影剂和分子影像学研究的不断深入，超声造影巨大的临床应用价值将进一步突显。

第二节　常见甲状腺疾病的超声造影表现

一、适应证

（1）二维灰阶超声和彩色多普勒超声下难以区分良恶性的甲状腺结节。

（2）超声引导下甲状腺结节或病变穿刺活检前靶目标的确定。

（3）颈部肿大淋巴结性质的协助诊断。

二、超声造影表现

一般使用造影剂的剂量为3.0 mL，正常甲状腺在注射造影剂后，表现为整个实质的造影剂迅速均匀增强并同步达峰及消退。

甲状腺内结节主要有以下4种超声造影增强模式：均匀增强、不均匀增强、环状增强及无增强。大部分甲状腺良性结节内血管分布规则，TIC呈规则的单向波形，如结节性甲状腺肿，其典型造影表现为结节周边环状增强，伴囊性变或钙化时结节内不均匀增强。由于各结节所处的病理阶段、血供情况不一，因此各结节增强强度、达峰时间、消退时间可有不同，同一患者不同结节可呈现不同的造影增强模式。恶性结节内血管走行紊乱，TIC呈不规则波形，峰值强度高于正常组织，结节周边常无环状增强，如甲状腺癌，增强强度较复杂，多数为弥漫性增强，少数呈结节样增强，如乳头状癌以等增强、低增强为主，髓样癌则呈高增强（图11-2-1）。

颈部淋巴结超声造影增强模式也有4种，即均匀高增强、均匀中等增强、不均匀增强及无增强。

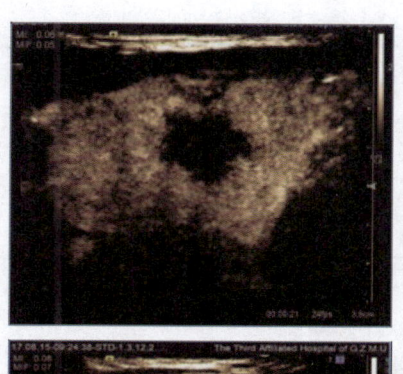

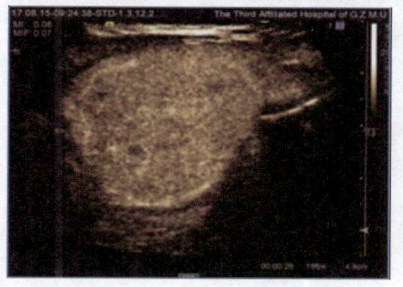

上：甲状腺乳头状癌，病灶呈极低增强模式；下：结节性甲状腺肿，病灶呈环状增强模式

图11-2-1　甲状腺乳头状癌与结节性甲状腺肿

三、注意事项

（1）在造影过程中，应嘱患者避免深呼吸及做吞咽动作，以免病灶移位，影响观察效果。对甲状

腺结节造影结果一般以定性分析及观察为主，内容包括增强模式、增强水平及与周围组织的关系等。

（2）目前对甲状腺超声造影的评价指标及方法尚无统一标准，对甲状腺结节造影仍需结合二维灰阶超声及彩色多普勒显像来进行综合分析。

第三节　常见乳腺疾病的超声造影表现

一、适应证

（1）乳腺病变的良恶性鉴别诊断。

（2）乳腺肿块穿刺活检前靶目标的确定。

（3）乳腺癌术后复发与瘢痕的鉴别。

（4）乳腺癌非手术治疗效果评估。

二、超声造影表现

一般使用剂量为3.0 mL，正常乳腺在注射造影剂10～13秒后即有造影剂进入，整个乳腺呈均匀性增强，无造影剂增强缺损区，一般在15～18秒达峰，之后均匀、缓慢消退。

乳腺大部分良性肿块造影表现为离心性均匀增强，增强水平等于或稍高于周围腺体，边缘可见环状增强带，病灶边界清晰。而造影剂进入恶性肿块后，病灶内部多为向心性不均匀性增强，增强水平高于周围腺体，有时可见增强缺损区，周边血管管径粗细不均，分支紊乱，边缘多见毛刺状、放射状增强，走形扭曲、粗大，边界不清晰，增强后测量肿块的大小较增强前明显增大。一般来说，良性肿块以均匀等增强、快消退为主，恶性肿块则以不均匀高增强、慢消退居多（图11-3-1）。

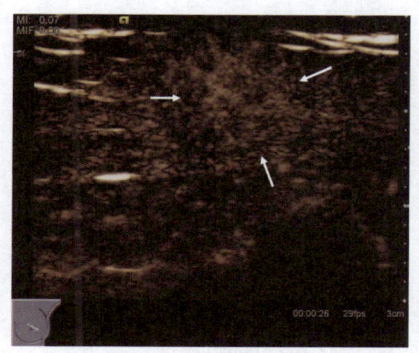

图11-3-1　乳腺癌

三、注意事项

（1）由于需采用高频探头检查乳腺，因此受高频振荡作用的影响，进入乳腺的造影剂易破裂而影响造影增强效果，此时可通过增加造影剂的剂量来改善造影效果，但须注意患者的适应证。

（2）乳腺良恶性肿块的造影声像图存在一定程度重叠，超声造影诊断乳腺疾病的敏感性、特异性和准确性仍有待提高。

第四节　常见肝脏疾病的超声造影表现

一、适应证

（1）肝脏局灶性病变的鉴别诊断。

（2）二维灰阶超声和彩色多普勒超声下难以确定良恶性的肝脏病变。

（3）评估移植肝的受体及供体的血流情况和通畅度。

（4）肝外伤的诊断。

（5）肝脏肿瘤消融。

（6）肝癌治疗中肝动脉栓塞、局部放疗、靶向治疗及药物治疗效果的评价。

二、超声造影表现

肝脏具有肝动脉、门静脉双重血供，超声造影可以定义并观察到3个互相重叠的血管时相，即动脉期（10～30秒）、门脉期（31～120秒）、延迟期（121～360秒）。正常肝实质造影后均匀增强并持续至造影剂消退，无造影增强缺损区。

（1）肝血管瘤是最常见的肝脏良性肿瘤，以海绵状血管瘤为主，在注射超声造影剂后，典型表现为动脉期病灶周边呈结节状高增强，中央无增强，门脉期及延迟期造影剂增强范围呈向心性填充，门脉期病灶多为不完全增强，增强达峰时多呈团块状等增强或高增强，病灶增强部分造影剂消退时间明显慢于周围正常肝组织，一般为持续高增强至注入造影剂后2～20分钟，在延迟期可表现为全瘤高增强，此点有别于恶性病变。

（2）肝脏恶性肿瘤主要分为原发性和转移性两种。原发性肝癌主要分为肝细胞癌、胆管细胞癌。典型原发性肝癌的超声造影主要表现为"快进快出"，即在动脉期早期（10～20秒），病灶与肝内动脉同时出现增强，而病灶增强形态是否均匀与病灶大小有关，均匀增强多见于小病灶，较大肿瘤、病灶有坏死则呈不均匀增强，在门脉期及延迟期绝大多数病灶呈低增强改变，而极少数病灶由于分化较好，也可呈等增强（图11-4-1）。而转移性肝癌由于肿瘤的来源不同，超声造影表现可有差异，富血供病灶增强表现为动脉期早于肝实质高增强，乏血供病灶动脉期表现为内部多无增强，周边呈厚薄不一的环状高增强，类似面圈状。转移性肝癌病灶增强特征为消退速度十分迅速，多数于肝实质达峰前即可表现为黑洞征，而在门脉期甚至动脉晚期迅速消退为低增强，至延迟期增强进一步消退，甚至达到无增强而呈现一片黑洞，此特征常见于大肠癌肝转移病灶。

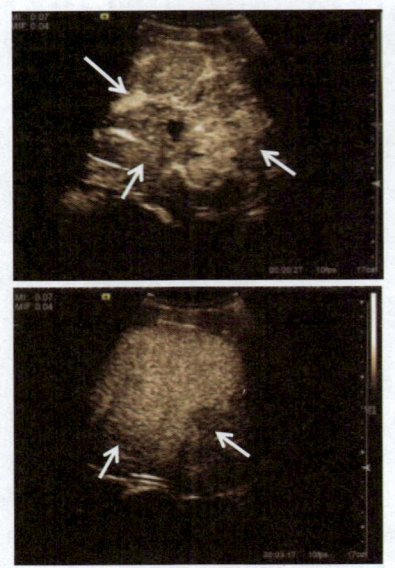

上：肝动脉期（0～30秒），肿块呈高增强；下：延迟期（121～360秒），肿块呈低增强，肝组织的增强来源于残留在门脉及肝窦内的微泡

图11-4-1 原发性肝癌

三、注意事项

（1）肝脏超声造影是目前超声造影最重要的应用领域，当采用标准化诊断规范及方法时，超声造影在诊断肝脏局灶性病变时具有较高的价值，但基于超声诊断技术固有的局限性，当有受检者肥胖、胃肠道及肺部气体干扰、病灶位置较深或受检者不配合等因素干扰时，超声造影的效果往往会受到明显影响。

（2）超声造影对于肝脏恶性肿瘤的敏感性为92%～94%，特异性为85%～95%，尤其对于富血供型肝癌，超声造影要优于增强CT。但与CT及MRI相比，超声造影仅显示局部的断层声像，有无法显示肝脏全貌、不可同时观察多个病灶等缺陷，故从整体来说，要做出最终诊断还需与其他影像方法结合。

第五节　移植肾超声造影表现

一、适应证

（1）评价患者术前受体血供情况及血管通畅度。

（2）判断移植肾微循环灌注情况。

（3）早期发现移植肾术后排斥反应、血管并发症。

二、超声造影表现

造影剂使用剂量为1.2 mL，一般选择声束朝向肾门、显示吻合口且能充分观察移植肾面积最大的轴切面，若有病变区域，尽可能在切面上同时显示病变区与移植肾的切面。正常移植肾在注射造影剂后，髂内外动脉、主肾动脉、段动脉、叶间动脉、弓形动脉、小叶间动脉依次增强，随后肾皮质、髓质分别开始增强，皮质为造影剂由内向外快速均匀增强。肾髓质增强时间晚于皮质，为造影剂由肾锥体周边向中央缓慢增强，整个造影过程移植肾实质表现为均匀性增强，肾脏切面形似火球。应重点分析移植肾皮质造影剂达峰时间（PT）。正常移植肾皮质PT为13～21秒。

在整个肾移植过程中，移植肾术后并发症是影响手术成功率和患者存活率的关键，常见并发症有急慢性排斥反应、移植肾周围血肿、移植肾囊肿、移植肾假性动脉瘤、静脉血栓等。其中，发生排斥反应的移植肾主要表现为在整个造影过程中肾实质内造影剂充填稀疏，整个皮质呈不均匀性低增强，髓质则为散在、大小不等、分界不清晰的低增强区，TIC曲线斜率减小，波峰变钝，呈单峰样改变，移植肾皮质造影剂达峰时间延长（PT>23秒）。此外，由于超声造影可清晰显示微血管及组织的血流灌注，因此对于检测肾实质梗死灶并判断其数量、评价梗死灶治疗效果均有明显优势，梗死灶的造影表现为肾实质局部出现楔形无增强区，与梗死灶的病理形态一致（图11-5-1）。

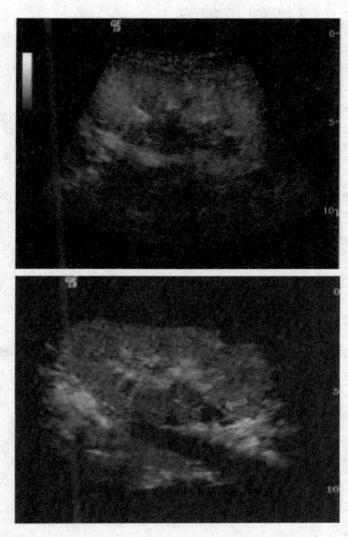

上：移植肾慢性排斥反应，肾实质增强强度不一；下：移植肾梗死灶，实质区出现局部楔形无增强区

图11-5-1　移植肾

三、意义

肾移植是治疗终末期肾病的有效方法，超声造影方法简便，成像效果好且微泡造影剂不通过肾小管、肾间质，无肾毒性，患者无须特殊准备即可进行检查，为观察移植肾血流灌注情况的新方法，目前已成为临床评估移植肾术后情况的重要影像学方法之一。

目前超声造影虽无法有效鉴别急性排斥反应和肾小管坏死，但在鉴别活动性出血和肾梗死方面已表现出独特优势，对于肝、肾功能不全者更是首选的无创便捷的检查方法，这对监测肾移植术后恢复情况及早期发现排斥反应、血管并发症等具有重要价值。

第六节　常见妇科肿瘤的超声造影表现

一、适应证

（1）二维灰阶超声和彩色多普勒超声下难以确定良恶性的卵巢及附件肿块。

（2）评估子宫肌瘤非手术治疗如动脉栓塞、消融治疗的效果。

二、超声造影表现

经腹探查适用于较大或位置较高的肿块,必要时需局部放大;经阴道探查适用于较小肿块或位于子宫后方的肿块。

(1)附件良性肿块在造影时内部多无造影剂增强,恶性肿块常表现为造影剂分布不均匀,增强过程呈"快进快出"的特点。当为囊实性肿块时,若囊实性成分出现造影剂灌注增强,则为活性组织,反之为无活性组织(图11-6-1)。

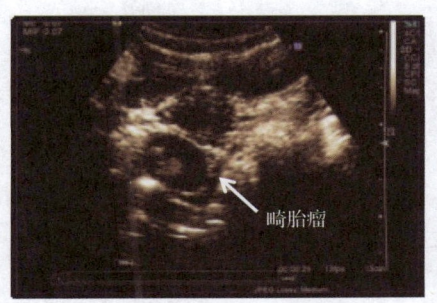

图11-6-1 卵巢良性肿瘤(畸胎瘤)

(2)卵巢良性肿瘤造影剂灌注多迟于正常子宫肌层,瘤壁或者囊内分隔上造影剂灌注多呈等或稍高增强,内部无造影剂增强;原发性或转移性恶性肿瘤则多表现为瘤体造影剂灌注早于子宫肌层，整体呈不均匀性高增强。当肿瘤内部有液化坏死时无造影剂增强或低增强。增强晚期瘤体内部造影剂消退晚于肌层。

（3）子宫肌瘤动脉栓塞或消融治疗后，若有效则显示病灶区无造影剂灌注，复查病灶逐渐缩小。但超声造影无法显示肌瘤与周围组织（如直肠、膀胱后壁、前腹壁）的关系，影响疗效的判断。

三、意义

常规超声可以确诊大多数典型的单纯性囊肿、畸胎瘤、囊腺瘤，而对于内部有实性乳头状突起或实性成分较多的附件囊性肿块，或难以鉴别卵巢囊腺瘤与内膜异位囊肿或畸胎瘤时，超声造影可根据病变的不同血流灌注特点，提供有效的参考信息。超声造影在条件允许的情况下，可以作为常规检查方法之一。

第七节 超声造影在输卵管通畅度评估中的应用

一、概况

子宫输卵管造影术（HyCoSy）是在宫腔内置管，然后将微泡超声造影剂混悬液注入子宫腔，同时在超声观察下采用谐波造影成像技术检查子宫腔和输卵管腔显影情况，通过三维超声全面观察宫腔及输卵管的位置、形态，进而发现宫腔及输卵管内病变、畸形及评估输卵管走行有无扭曲、管腔是否通畅的检查方法。

HyCoSy已有30多年的临床应用史，与金标准腹腔镜相比，HyCoSy的诊断符合率可达85%~96%。HyCoSy现有常规腔内二维（TVS 2D-HyCoSy）、三维（TVS RT3D-HyCoSy）及实时三维（四维）（TVS RT4D-HyCoSy）3种，主要分为静态和实时两种方式，其造影增强过程可分为3个时相：宫腔显影相、输卵管显影相及盆腔显影相。

二、适应证

（1）输卵管通畅性评估。

（2）先天性子宫或附件畸形。

（3）输卵管再通术后的通畅性评估。

（4）协诊各种原发性或继发性不孕。

三、造影剂配备及操作方法

造影剂配备：采用以注射用六氟化硫微泡为代表的第三代微气泡造影剂，在使用前，将5 mL注射用生理盐水加入造影剂中，振摇后即形成微泡混悬液，术前抽取2.5～5 mL微泡混悬液加入20 mL注射用生理盐水中配成输卵管造影剂。为减少疼痛及痉挛，可加入2%的利多卡因2 mL。

操作方法：操作前进行常规二维超声扫查观察子宫和卵巢的位置、形态，嘱患者排空膀胱，常规消毒铺巾，窥阴器暴露阴道及子宫颈并消毒。经子宫颈口插入双腔球囊管（若为双子宫畸形需置两根管），注入1～3 mL生理盐水（约占宫腔容积的1/2），回抽导管封堵子宫颈内口。推注造影剂前二维超声观察球囊管的位置和大小。将探头横切对准子宫角的位置，进行3D预扫查；切换至4D造影模式，推注者持续缓慢推注造影剂并观察患者的症状并感觉有无阻力，操作医生看到造影剂从伞端溢出时，存储动态图；再采集1～2个三维造影成像，转换造影对比成像模式，观察卵巢周边环状增强回声及子宫直肠窝有无造影剂强回声。

四、超声造影表现

（1）输卵管通畅：输卵管全程显示，呈连续条带状高增强，走行自然、粗细均匀，伞端造影剂呈片状高增强并溢入盆腔，卵巢周围可见环状强回声造影剂包绕。

（2）输卵管通而不畅：输卵管显示不连续、形态僵直、走行扭曲或呈结节状，伞端造影剂呈流线状向外溢出。

（3）输卵管阻塞：输卵管不显影或在受阻部位增粗迂曲呈囊状膨大，输卵管受阻侧相对应的卵巢周围无环状强回声造影剂包绕（图11-7-1）。

五、注意事项

（1）输卵管通畅性评估主要以宫腔扩张程度、输卵管形态及走行、造影剂反流或回抽的多少、患者疼痛程度等进行综合判断。

（2）由于造影剂推注压力、推管位置甚至造影剂温度不当而导致患者局部肌肉痉挛时，容易出现假阳性，需结合临床表现进行综合判断。

（3）月经干净3~7日后检查为宜。检查时间过早子宫内膜未完全修复，易产生造影剂逆流，影响图像质量；检查时间太迟，增厚的子宫内膜易阻塞

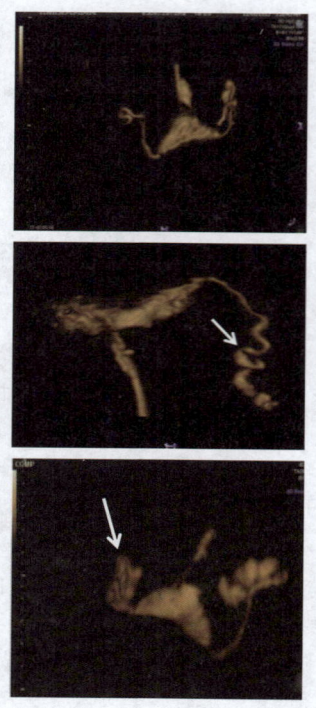

上：双侧输卵管通畅；中：右侧输卵管近端不通，右侧宫角肌层见少量造影剂逆流，左侧输卵管通畅、扭曲（箭头所指处）；下：左侧输卵管远端不通，左侧输卵管显影僵直、增粗（箭头所指处）

图11-7-1　输卵管通畅度评估

输卵管间质部造成假阳性，且此时宫腔置管易增加内膜损伤的风险。

（4）宫腔置管往气囊内注入生理盐水时切勿带入空气，同时水囊大小应适宜，因为过大易刺激宫腔，过小易脱落。

近年来，鉴于放射线输卵管碘油造影和腹腔镜及宫腔镜下通染液的局限性，经阴道子宫输卵管三维超声造影技术因操作简便、安全无辐射、对生殖时间窗无影响而有望成为评估不孕症患者输卵管通畅度的首选方法。

第十二章 其他部位的超声检查

第一节 体腔积液

超声检查诊断体腔积液准确性极高，在胸腔或腹膜腔内探及游离无回声区便可做出诊断。常规选用配有频率3.0～5.0 MHz的凸阵探头超声诊断仪。

一、胸腔积液

【病因及临床表现】

在一些病理情况下，胸膜腔内出现过多的液体称胸腔积液。积液量不同临床表现也不同：少量时（<100 mL），可无临床异常症状或仅有胸痛；中量时（200～500 mL），可感到胸闷或有轻度气促；大量时（>500 mL），可表现为气促明显、心悸，而胸痛缓解或消失。

【超声表现】

（1）少量胸腔积液，在膈肌与肺底之间可探及窄样长条形无回声区。

（2）中量胸腔积液，无回声区范围及深度增大，声像图呈片状液性无回声区。

（3）大量胸腔积液，无回声区分布于大部分胸腔，其内常可见到条索状或点状强回声漂动（图12-1-1）。

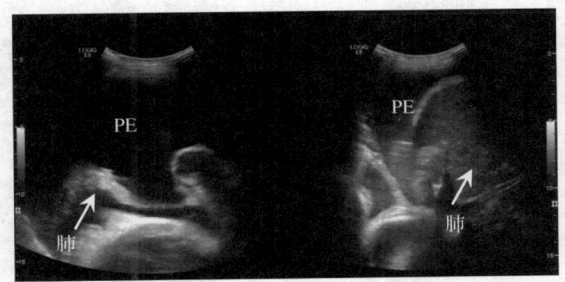

PE：胸腔积液，内可见漂浮的肺组织

图12-1-1　胸腔积液

【鉴别诊断】

需与心包积液、心包囊肿鉴别。

（1）心包积液：心包积液探及的液性暗区在心包腔内，而局限性胸腔积液时液性暗区位于心腔外包膜以外的胸腔内。

（2）心包囊肿：心包囊肿周边有完整的包膜回声，形态一般为规则的圆形或类圆形，常有传导性搏动。

二、腹腔积液

【病因及临床表现】

任何原因造成腹腔内游离液体量超过200 mL时，称腹腔积液。少量腹腔积液无临床症状、体征，需经超声检查才能发现，中、大量腹腔积液时，可出现腹胀，两侧肋腹膨出如蛙腹。

【超声表现】

（1）腹腔内可见游离的液性无回声区。

（2）腹水量较少时，可于肝肾、脾肾隐窝内探及带状液性暗区，腹水量较多时可在肝周、肠间等处出现狭长的液性暗区。大量腹腔积液时，腹腔内可见大片无回声区，并见肠管、子宫（女性）等漂浮其中（图12-1-2）。

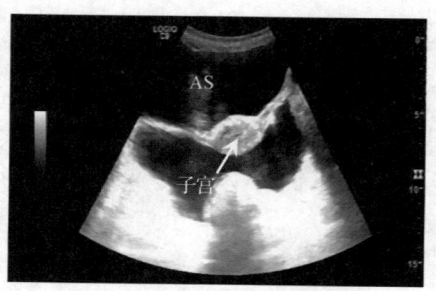

AS：腹腔积液，内可见子宫漂浮其中

图12-1-2　腹腔积液

【鉴别诊断】

需与盆腔、腹腔内囊性包块鉴别。

盆腔、腹腔内囊性包块：有完整包膜，多为形态规则的无回声区包块。

第二节　体表及软组织肿瘤

超声能准确确定体表及软组织肿块的部位及其与周边组织的关系，检查敏感性高，但特异性低。常规使用配有高频5.0～10.0 MHz探头的超声诊断仪。

一、脂肪瘤

【病因及临床表现】

脂肪瘤是常见的软组织良性肿瘤，常单发，亦可多发，好发于背、肩、颈及四肢近端的皮下软组织。一般没有明显症状，偶有疼痛。

【超声表现】

表现为高、等或中低水平回声肿物，边界清晰，呈椭圆形或分叶状，部分可见包膜，包膜完整。彩色多普勒示肿块无血流信号（图12-2-1）。

【鉴别诊断】

需与皮脂腺囊肿鉴别。

皮脂腺囊肿：超声表现为密集点状低回声，有完整包膜，探头加压时囊肿发生形变，彩色多普勒示无血流信号。

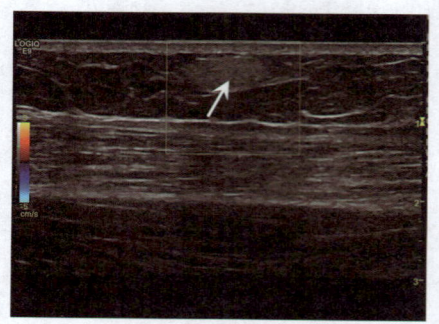

图12-2-1　脂肪瘤

二、腹股沟斜疝

【病因及临床表现】

腹股沟斜疝与导致腹内斜肌、腹横肌对内环的括约作用减弱或丧失密切相关。患者可出现腹股沟区坠胀感，伴时隐时见的肿物。如疝发生嵌顿，会出现强烈疼痛。

【超声表现】

在阴囊或腹股沟内可探及杂乱肠道内高回声或低回声，如见到肠蠕动或气体回声，则可明确诊断

（图12-2-2）。

【鉴别诊断】

需与腹股沟区隐睾、腹股沟区淋巴结肿大鉴别。

（1）腹股沟区隐睾：于腹股沟区内可探及睾丸样中等回声，稍小于正常睾丸。

（2）腹股沟区淋巴结肿大：超声表现为腹股沟区多个椭圆形的低回声团，边界清晰，可探及放射状血流信号。

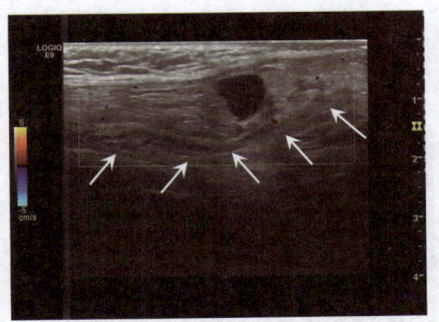

图12-2-2　腹股沟斜疝

三、腘窝囊肿

【病因及临床表现】

腘窝囊肿由膝关节滑膜袋状疝或腓肠肌-半膜肌滑膜囊异常扩张所形成。多数患者无临床症状，囊肿较大可出现腘窝部肿胀，囊肿破裂后会出现小腿肿胀疼痛。

【超声表现】

（1）腘窝无回声区的颈部在腓肠肌内侧头和半膜肌之间突出。

（2）腘窝内侧常可见圆形或椭圆形无回声区，边界清晰，内透声好，常与关节腔相通。当合并感染或出血时，内可出现点状低回声。较大的囊肿还可对其周围的血管造成压迫，导致血栓形成，故扫查时应常规扫查小腿深静脉。彩色多普勒多无血流信号显示（图12-2-3）。

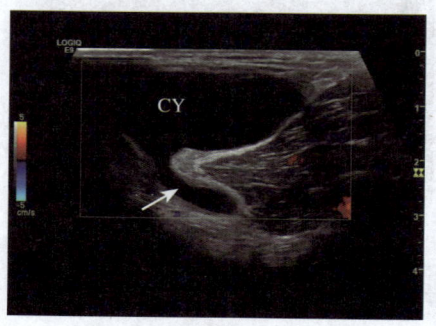

图12-2-3　腘窝囊肿

【鉴别诊断】

需与腘动脉瘤、腱鞘囊肿鉴别。

（1）腘动脉瘤：超声表现为腘窝区腘动脉管腔局部增宽，部分血管呈局限性囊状扩张，可见搏动，彩色多普勒显示管腔内可见湍流样彩色血流信号。

（2）腱鞘囊肿：超声表现为肌腱旁无回声区，包绕肌腱或位于肌腱的一侧。

参 考 文 献

［1］ 阿布汗默德，查欧里，2017. 胎儿超声心动图实用指南：正常和异常心脏 ［M］. 刘琳，等译. 北京：科学技术出版社.

［2］ 曹君妍，吕艳，王巧缘，等，2015. 肾淋巴瘤与肾癌、肾错构瘤声像图特点比较 ［J］. 中国超声医学杂志，31（4）：344-346.

［3］ 陈科锦，封光华，贾忠，2010. 腹腔积液的B型超声诊断进展 ［J］. 医学研究杂志，39（1）：116-117.

［4］ 陈小敏，张孝旭，陈子元，等，2012. 彩色多普勒超声在阴茎勃起功能障碍诊断中的应用价值 ［C］. 浙江省医学会男科学、泌尿外科学术年会论文汇编：147.

［5］ 程桂静，杨太珠，2011. 影像学诊断早产儿脑室周围白质软化 ［J］. 中国医学影像技术，27（7）：1515-1518.

［6］ 邓改芬，靳文英，朱天刚，2017. 多因素心包积液患者的临床特点分析 ［J］. 中华老年心血管病杂志，19（2）：160-162.

［7］ 董舒，常才，2013. 超声引导下甲状腺细针穿刺活检的研究与进展 ［J］. 中华医学超声杂志（电子版），10（6）：433-436.

［8］ 杜起军，崔立刚，2013. 超声正常值测量备忘录 ［M］. 北京：人民军医出版社.

［9］ 郭万学，2012. 超声医学 ［M］. 北京：人民军医出版社.

［10］黄岂，王学梅，2012. 下肢动脉硬化在彩色多普勒超声中的分度表现 ［C］. 中国超声医学工程学会第十一届全国超声医学学术大会论文集：100.

［11］黄红，计晓娟，2015. 临床诊疗限制型心肌病的研究进展 ［J］. 中国循环杂志，30（6）：594-596.

［12］黄宇烽，2010. 精索静脉曲张与男性不育 ［J］. 中华男科学杂志，16（3）：195-200.

［13］纪永利，2001. 腘窝囊肿的超声诊断与分型 ［J］. 中国医学影像技术，17（11）：1120-1121.

［14］卡伦，2010. 妇产科超声学 ［M］. 常才，戴晴，谢小燕，等译. 北京：人民卫生出版社.

［15］李泉水，2013. 浅表器官超声医学 ［M］. 北京：人民军医出版社.

［16］李胜利，2008. 胎儿畸形产前超声诊断学［M］. 北京：人民军医出版社.

［17］李素淑，刘红梅，2011. 高频超声对腘窝囊性病变的诊断与鉴别诊断价值［J］. 现代中西医结合杂志，20（25）：3201-3202.

［18］李晓，冼江凤，2013. 早产儿脑室周围-脑室内出血的超声早期诊断价值［J］. 中国医学影像学杂志，10（1）：749-751.

［19］李媛，叶超，杨基兰，等，2017. 腹股沟肿块的超声诊断与鉴别诊断［J］. 医学影像学杂志，27（8）：1543-1545.

［20］梁伟翔，江岚，蔡瑞明，等，2012. 肾移植术后急性排斥反应的超声造影时间-强度曲线特征［J］. 中国介入影像与治疗学，9（6）：442-446.

［21］梁裕家，林雪莉，徐杰，等，2013. 多普勒超声在下肢动脉硬化闭塞症中的诊断价值［J］. 中国慢性病预防与控制，21（1）：82-83.

［22］刘琳娜，徐辉雄，谢晓燕，等，2010. 浅表软组织肿物高频超声诊断思路的探讨［J］. 中国超声医学杂志，26（6）：558-561.

［23］刘延玲，熊鉴然，2014. 临床超声心动图学

［M］. 3版. 北京：科学出版社.

［24］芦淑华，2014. 介入性超声诊断与治疗体会
［J］. 中国现代药物应用，8（18）：36-37.

［25］沈嫱，谢晓燕，2009. 临床超声掌中宝
［M］. 广州：广东科技出版社.

［26］孙厚坦，赵威武，徐晓燕，等，2013. 超声引
导下经腹经阴道穿刺在盆腔良性囊性肿物治
疗中的临床应用研究 ［C］. 中国超声医学
工程学会第二届全国介入性超声医学学术交
流大会论文汇编：145-146.

［27］孙雁，周爱云，廖涛，等，2016. 超声诊断
颈动脉粥样硬化斑块及其形成危险因素分析
［J］. 临床超声医学杂志，18（9）：624-
626.

［28］孙勇，于波，2010. 心肌致密化不全研究的
进展 ［J］. 中华心血管病杂志，38（5）：
389-391.

［29］王莎莎，李叶阔，程琪，等，2010. 经阴道
三维超声造影重建技术评价输卵管通畅性
的初步探讨 ［J］. 中国超声医学杂志，26
（10）：932-934.

［30］王新房，2016. 超声心动图学 ［M］. 5版. 北
京：人民卫生出版社.

［31］王岩，刘海飞，梁晓璐，等，2013. 二维及彩色多普勒超声诊断新生儿缺氧缺血性脑病［J］. 中国影像技术，29（9）：1434-1437.

［32］吴炜，张抒杨，严晓伟，等，2013. 家族性限制型心肌病临床特点分析［J］. 中国循环杂志，28（3）：203-206.

［33］伍玉晗，陈欣林，刘沁，2017. 颅脑超声在极低出生体质量儿脑损伤的诊断价值［J］. 中国超声医学杂志，33（6）：481-484.

［34］谢文，李利，2017. 颈动脉盗血综合征超声表现1例［J］. 临床超声医学杂志，19（7）：480.

［35］谢幸，苟文丽，2013. 妇产科学［M］. 8版. 北京：人民卫生出版社.

［36］严继萍，王志萍，高志翔，等，2010. 彩色多普勒超声诊断外周动静脉瘘［J］. 中国医学影像技术，26（6）：1073-1076.

［37］闫丽荣，樊朝美，2011. 心尖肥厚型心肌病的研究进展［J］. 中华心血管病杂志，39（10）：970-972.

［38］袁平，2013. 彩色多普勒超声诊断睾丸附睾炎的临床价值［J］. 临床超声医学杂志，15（12）：210-211.

［39］查琳，张丙宏，2015. 颅脑超声在诊断早产儿脑白质软化中的诊断效能研究 ［J］. 中国妇幼保健，30（20）：3512-3514.

［40］张波，姜玉新，戴晴，等，2010. 前瞻性观察甲状腺结节的SonoVue超声造影增强模式 ［J］. 中国医学影像技术，26（5）：844-847.

［41］张晶，冯蕾，张冰松，等，2011. 超声引导经皮子宫肌瘤微波消融后随访研究 ［J］. 中华医学杂志，91（1）：48-50.

［42］张新玲，黄冬梅，郑荣琴，等，2011. 超声造影对盆腔肿块定性诊断的初步研究 ［J］. 中华超声影像学杂志，20（11）：968-970.

［43］赵蕊，李寅，2013. 下肢动脉血管超声与动脉硬化检测指标的相关性分析 ［J］. 中华医学杂志，93（27）：2158-2160.

［44］郑磊，宋喜亮，2011. 彩色多普勒超声在精索静脉曲张诊断中的应用 ［J］. 中国实用医药，6（12）：67-68.

［45］周永昌，郭万学，2011. 超声医学 ［M］. 6版. 北京：人民军医出版社.

［46］朱向明，谢明星，张新书，2012. 临床超声测量指南 ［M］. 南京：江苏科学技术出版社.

[47] BARTOLOTTA T V, TAIBBI A, MATRANGA D, et al, 2010. Hepatic focal nodular hyperplasia: contrast−enhanced ultrasound findings with emphasis on lesion size, depth and liver echogenicity [J]. Eur Radiol, 20 (9): 2248−2256.

[48] BOZCALI E, UCPUNAR H, SEVENCAN A, et al, 2016. A retrospective study of congenital cardiac abnormality associated with scoliosis [J]. Asian Spine Journal, 10 (2): 226−230.

[49] CABASSA P, BIPAT S, LONGARETTI L, et al, 2010. Liver metastases: sulphur hexafluoride−enhanced ultrasonography for lesion detection: a systematic review [J]. Ultrasound Med Biol, 36 (10): 1561−1567.

[50] CATALANO O, SETOLA S V, VALLONE P, et al, 2010. Sonography for locoregional staging and follow−up of cutaneous melanoma: how we do it [J]. J Ultrasound Med, 29 (5): 791−802.

[51] FEIGENBAUM H, 2010. Role of M−mode technique in today's echocardiography [J]. J

Am Soc Echocardiogr, 23（3）：240-257.

[52] FRESCURA C, THIENE G, 2016. The spectrum of congenital heart disease with transposition of the great arteries from the cardiac registry of the university of padua ［J］. Frontiers in Pediatrics, 4（Suppl 1）：1-13.

[53] FUJII T, TOMITA H, FUJIMOTO K, et al, 2016. Morphological and hemodynamic effectiveness of stenting for pulmonary artery stenosis-subanalysis of JPIC stent survey ［J］. Circulation Journal, 80（8）：1852-1856.

[54] GOLDBERG B B, MERTON D A, LIU J B, et al, 2011. Contrast-enhanced ultrasound imaging of sentinel lymph nodes after peritumoral administration of sonazoid in a melanoma tumor animal model ［J］. J Ultrasound Med, 30（4）：441-453.

[55] HE L, ZHANG H, LI X, et al, 2011. Primary mallgnant fibrous histiocytoma of spieen with spontaneous rupture：a case report and literature review ［J］. Med Oncoi, 28（1）：397-400.

[56] HERNANDEZ-SUAREZ D F, MENENDEZ

F R L, PALM D, et al, 2017. Left ventricular diastolic function assessment of a heterogeneous cohort of pulmonary arterial hypertension patients [J] . J Clin Med Res, 9 (4) : 353–359.

[57] HO S Y, CABRERA J A, SANCHEZ-QUINTANA D, 2012. Left atrial anatomy revisited [J] . Circ Arrhythm Electrophysiol, 5 (1) : 220–228.

[58] HOEFFEL C, POUSSET M, TIMSIT M O, et al, 2010. Radiofrequency ablation of renal tumours: diagnostic accuracy of contrast-enhanced ultrasound for early detection of residual tumour [J] . Eur Radiol, 20 (8) : 1812–1821.

[59] KRYLOVA N S, DEMKINA A E, POTESHKINA N G, et al, 2014. Tissue doppler imaging and ultrasonic methods for evaluating myocardial deformation in the diagnosis of hypertrophic cardiomyopathy [J] . Kardiologiia, 54 (7) : 79–84.

[60] LIANG W X, CAI M J, JIANG L, et al, 2014. Ultrasonic imaging characteristics of

transplanted kidneys with delayed graft function [J]. Genetics and Molecular Research, 13 (3): 6878-6884.

[61] MAZZIOTTI S, ZIMBARO F, PANDOLFO A, et al, 2010. Usefulness of contrast-enhanced ultrasonography in the diagnosis of renal pseudotumors [J]. Abdom Imaging, 35 (2): 241-245.

[62] PISCAGLIA F, LENCIONI R, SAGRINI E, et al, 2010. Characterization of focal liver lesions with contrast-enhanced ultrasound [J]. Ultrasound Med Biol, 36 (4): 531-550.

[63] PISCAGLIA F, NOLSØE C, DIETRICH CF, et al, 2012. The EFSUMB guidelines and recommendations on the clinical practice of contrast enhanced ultrasound (CEUS): update 2011 on non-hepatic applications [J]. Ultraschall in Der Medizin, 33 (1): 33-59.

[64] QUAIA E, 2011. The real capabilities of contrast-enhanced ultrasound in the characterization of solid focal liver lesions [J]. Eur Radiol, 21 (3): 457-462.

[65] SALIM M S, MALEK M F A, HENG R B

W, et al, 2012. Capacitive micromachined ultrasonic transducers: technology and application [J]. Journal of Medical Ultrasound, 20 (1): 8–31.

[66] SEITZ M, GRATZKE C, SCHLENKER B, et al, 2011. Contrast–enhanced transrectal ultrasound (CE–TURS) with cadence–contrast pulse sequence (CPS) technology for the identificantion of prostate cancer [J]. Urol Oncol, 29 (3): 295–301.

[67] SUTHERLAND T, TEMPLE F, HENNESSY O, et al, 2010. Contrast–enhanced ultrasound features of primary plenic lymphoma [J]. J Clin Ultrasound, 38 (6): 317–319.

[68] VON HERBAY A, VOGT C, WESTENDOEFF J, et al, 2010. Contrast–enhanced ultrasound with SonoVue: differentiation between benign and malignant focal liver lesions in 317 patients [J]. J Clin Ultrasound, 38 (1): 1–9.

[69] WAN C F, DU J, FANG H, et al, 2012. Evaluation of breast lesions by contrast enhanced ultrasound qualitative and quantitative analysis [J]. European Journal of Radiology, 81

（4）：e444—e450.

[70] XU Z F, XU H X, XIE X Y, et al, 2010. Renal cell carcinoma：real—time contrast—enhanced ultrasound ndings ［J］. Abdom Imaging, 35（6）：750—756.

[71] ZHANG S, LI C, ZHOU F, 2014. Enhanced lesion—to—bubble ratio on ultrasonic nakagami imaging for monitoring of high—intensity focused ultrasound ［J］. Journal of Ultrasound in Medicine, 33（6）：959—970.